大腸は百五十㎝ほどの管腔《かんくう》臓器であり、結腸《けっちょう》・と直腸《ちょくちょう》に分けられる。結腸は盲腸《もうちょう》・上行《じょうこう》結腸・横行《おうこう》結腸・下行《かこう》結腸・S状《エスじょう》結腸に分けられ、主に小腸より液状となって送られてきた内容物から水分を吸収し糞便にしてから直腸に送る役割を担っている。直腸の役割は糞便の貯留による排便の我慢と肛門からの排便となる。近年では大腸が全身の健康に及ぼす影響が明らかになっており、その重要性に注目が集められている。

（一般社団法人日本消化器外科学会他より）

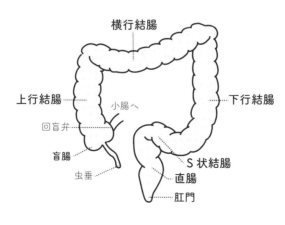

はじめに

○プロローグ

わたしは本書のタイトルどおり、大腸を失った。

かねてから患っていた難病の「潰瘍性大腸炎《かいようせいだいちょうえん》」が悪化した結果だった。

それだけに留まらず、小腸の大半ともおさらばし、内部障害と共に生きていくことが確定した。

コロナ騒動が全世界を包み込み始めた頃だった。

もちろん自分の病気のことは知っていた。どのような病気で、どのような症状が出て、難病指定されていて、最悪大腸がんへの病変や大腸を全摘出しなければならないこともすべて知っていた。

しかしいざ最悪の局面に立たされると、なぜ大事になる前に病気と向き合えなかったのか、なぜセカンドオピニオンに取り組まなかったのかなど、酷く気落ちして自分を責め続けた。そして多くの人がそうであるように、失うことが決まってから大きな後悔をすることになった。

それからも不運は続き、大腸全摘出後も緊急手術が続いた。望まぬ現実が次々と目前に並べられ、選択を強いられ、これから付き合っていく障害におののいた。新たな自分の弱さもたくさん発見した。そのようにして新型コロナウイルスが世界の生活様式を強制的に変えていったように、自分の生活様式や考え方などが強制的に塗り変わっていった。

わたしが本書を執筆しようと考えた背景には、今後は同じ轍《てつ》を踏まないように病気や障害と共生していこうと考える自分への戒めが多くを占める。だがそれだけに留まらず、わたしの体験を通じ、病気にかかった際の心構えや予備知識、また家族との関係のあり方、あるいは大病にならないよう取り組むための意識変革などを読者に提供できれば有意義な本になるのではと考えた。

さらには共に戦ってくれた戦友であり、今後もサポートしてくれる妻の視点も提供できれば、より現実的で立体的な構成の本にならないだろうかと着想し、妻にも協力依頼した。大病になったときには多くの人に家族やパートナーがいて少なからず誰かに支えてもらいながら闘病していくことになる。わたしにとっては家族、とりわけ妻がその多くの課題を担いサポートしてくれた。その妻の視点はわたしに限らず、多くの読者に有益になるのではないかと考え、コラムとして妻の所感を掲載する構成にした。

病気に対する心構えやリスクヘッジは、近年大々的に啓発されている防災対策と似ているように思う。いつか必ず来る災害は分かっているのに、その防災対策の準備には腰が重くなってしまう。周りを見ても多くがそうだから、心配も少ない。だから優先順位は低くなってしまう。しかし失ってからでは後悔しても取り戻すことはできない。病気のことを知っているのと知らないのとでは、未来に大きな差が生じてくるだろう。

お腹に手を当てて腸の声を聞いてほしい。腸は何を語っているのだろう。ゴロゴロと音が聞こえているだろうか。それはきっと「ずっと一緒にいたいよ」と語っているに違いない。

○炎症性腸疾患

わたしが大腸を失った難病の潰瘍性大腸炎は、かつては日本でめずらしい病気だった。それまでは主に欧米に患者が集中しており、日本では一九七〇年代に一万人以下とされていた希有《けう》な病気だった。それが近年では右肩上がりに急増していき、現在では潰瘍性大腸炎が約二十二万人、クローン病は約七万人に達しており、決してめずらしい病気ではなくなった。

記憶に新しいところでは、故安倍晋三《あべしんぞう》元総理が潰瘍性大腸炎に罹患《りかん》されていることでその病名が一躍有名となり、それに伴って続々とカミングアウトする著名人も増えた。潜在患者を含めれば、まだまだ罹患者がいると考えられており、裾野の広い病気となっている。

潰瘍性大腸炎という病気は、クローン病と共に炎症性腸疾患《えんしょうせいちょうしっかん》（ＩＢＤ）と呼ばれる疾患の一つだ。

炎症性腸疾患の発症原因はいまだ解明されておらず、遺伝や環境、腸内細菌や免疫異常など複数の原因が重なっていると考えられ、それによって腸粘膜に炎症を引き起こし、潰瘍などを作り出してしまう病気とされている。さらに症状はそれだけに留まらず、合併症が多いことも特徴で、現在のところ完治させる治療法はなく、厚生労働省から「難病」に指定されている。

潰瘍性大腸炎であれば、びらん（粘膜のただれ）や潰瘍（粘膜のはがれ）などの病変が大腸に限局されているが、クローン病になるとその病変範囲は口腔から肛門までのすべての消化器官となっている。いずれにしても両者は生涯にわたって治療が必要になると考えられており、完治がないことから寛解《かんかい》（良化）と再燃《さいねん》（悪化）を繰り返す厄介な病気となっている。

罹患者の内訳を見ると、潰瘍性大腸炎は男女比ほぼ同じで、主に二十代から三十代がピークとなって発症しているが、発症する年齢層が幅広いことが特徴である。一方で、クローン病は主に十代から二十代の若年層に集中しており、男女比は2対1で男性が多くなっている。

わたしが発症したのも三十代なのでほぼ統計どおりだが、ＩＢＤ全体で見ると十代で発症することもめずらしくなく、保護者も食事内容などに細心の注意を払わなければならないなど、苦労の多い病気となっている。

近年では新薬も続々登場しており、適切に寛解導入治療を行っていれば、命はもとより通常の社会生活が送れるレベルまで治療が進歩している。

臨床経過による分類では、発症時のみ症状が見られてその後、落ち着く「初回発作型」や、再燃と寛解を繰り返す「再燃寛解型」、発症から症状が続く「慢性持続型」、極めて強い症状で発症する「急性劇症《げきしょう》型」の四つに分類することができ、患者全体のうち、軽症が約六割、中等症が約三割で、大腸全摘出を行うまでの重症・劇症型は数％に留まっている。

ただ先述のとおり、この病気は生涯にわたって治療が必要となり、基本的に寛解と再燃を繰り返す疾患で完治はない。良くなったからといって治療を疎《おろそ》かにすれば、いずれまた再燃することもあり、最悪、腸よさらばとなることもある。永続的に注意が必要な病気なのだ。

○体験者

まずこの物語に没入していただくため、わたしの属性を紹介しよう。

本書は潰瘍性大腸炎を悪化させ、ごく希におこる大腸全摘出へと発展した実体験物語である。この本を読みながら自分に、あるいは親族や近しい人を投影し、消化吸収してもらいたい。

わたしの大病時の年齢は四十六歳。男性で中肉中背の背丈は平均値。サラリーマンで既婚。子供二人。家族構成を見ても多くの世帯に見られる構図で一般男性の平均値に属している人間だ。

学生時代に培った体力で四十まで駆け抜けたが、いよいよごまかせなくなってきた体力の衰えや、少なくなってきた髪の毛を気にする、どこにでもいる中年男性である。例外があるとすれば兼業で物書きをしており、このような執筆の機会をいただいたのもその理由が挙げられる。

人間関係はそれほど多くない。友人は一握で、多くの時間を家族と過ごしている。そう周囲に漏らせば不幸の眼差しを向けてくる男は少なからずいるが、自分的には男性的な野望に乏しく、臆病なので、妻や子供に見捨てられないよう大切な時間を家族に投資しているといったところだ。

家族は年の近い妻と子供が二人。妻は他県から嫁いできた専業主婦。昔は旅行作家として世界を放浪していた経歴があるが、今では子育てや家事を切り盛りしてくれる我が家の中心的存在だ。夫婦関係は幸いに良い。趣味も合うので夫婦兼友達といったところだ。

子供は一男一女で共に小学生。長女が高学年となって反抗期に突入し、この闘病期間中にもその反抗期が悩みの種になった。おそらく娘の目に映るわたしは透明か、良くても半透明なのだろう。不思議なほど目が合わず、会話はほとんどない。

低学年の弟がその関係の中和役となっているが、弟は弟で母親への反抗心が強くなっていて、今度は妻が頭を抱えるようになってしまった。そこに後期高齢者であるわたしの実の父親が加わり、家族の安寧は綱渡りとなっている。

仕事のサラリーは運良く大きな会社に属することができたいわゆる団塊ジュニア世代だ。幸い大きな企業の傘に守られていることもあり、福利厚生は充実し、収入も悪くない。世帯収入で見れば共稼ぎ世帯と同じか、あるいはそれよりも少ないくらいの層に属している。

住まいは地方の持ち家でローンあり。小遣いは月二万円。あまりお酒をのまないので何とかやりくりできているが、その分、ストレスのはけ口は少ない。唯一のはけ口だった煙草は大病によって強制終了した。そんなどこにでもいるような中年男性がわたしであり、本書の体験者である。

くどくどと長い説明になってしまったが、それには理由がある。

病気に関しての情報は一面的なものが多いが、実際には生活や仕事、家族など、問題が複雑に絡み合い、多面的な問題となっているのがその実である。そしてわたしのような一般男性に多い属性の人間が大病に見舞われたらどうなるのか、それは通常、体験者にしか分かり得ないものだが、本書はそれを明け透けに公開し、他山の石として糧にしていただく目的で執筆している。

それでは、わたしのような人間が大病に見舞われたらどうなるのか、病気になった経緯から紹介していこう。

腸よさらば　目次

第一章　潰瘍性大腸炎になった

○確定診断

環境と病気は密接に関係している。

そう提唱するのは多くの医療従事者や有識者だ。

病気は食生活や生活習慣のほか、ストレスや公害などが含まれる生活環境によっても作られやすく、その人の置かれている環境や属性が病気と深く関わり合っている。

だが食生活や習慣に気を配って改善を図っても、生活環境を改善することはなかなか難しい。

なぜなら社会に出て就労すれば多くは自分の思い通りに行かないものだし、定住すればその地域の生活環境に晒される。子供を持てば、親としての役割が社会の慣例に倣《なら》って与えられ、それを逸脱すれば虐待やネグレクトなどが疑われるような、高度な社会ルールのなかに身を置く立場となる。

奇しくもわたしの病気が発覚したのも、結婚して子供を授かり、仕事では中間管理職となって、ストレスに晒されることが多い生活環境に突入した頃だった。

かねてから排便時に血が付着していることが度々あり、それは三十代前半から始まっていた。会社の定期検診でも引っかかるようになっていたが、同時にその頃から痔に煩わされることも多く、出血は痔によるものだと勝手に言い聞かせ、二次検診は見合わせていた。

次第に出血の量が増えていき、見過ごせなくなってきた頃、ちょうど二人目を授かることになり、育児休業を取得することになった。それによって時間にも少しゆとりができた。そこで自分と向き合い、説得し、ようやく重い腰を上げて病院に行き、症状を話すと大腸カメラで検診することになった。

初めての大腸カメラはとても抵抗があった。もともと胃カメラの経験はあったが、その苦しさや当日までの準備（絶食等）が面倒で、それも検査をしない理由の一つとなっていた。何よりもあの蛇のようなカメラが肛門から挿入される様を想像するだけで、拒絶反応が意思を弱くさせていた。

検査当日は前日からの絶食はもとより、腸内をきれいにするための下剤を二ℓほど飲まされた。見た目はスポーツドリンクを連想させたが、その味はまさに鼻水であり、勢いで一ℓは飲むことができたが、それ以上は喉が押し返すように飲み込めなくなった。

何とか腸をきれいにしてから検査着に着替えてベッドに横たわる。検査医が手袋をかぶせた手に潤滑油を塗り、雑に肛門に指を入れる。それからカメラが挿入されたが、身構えた割には違和感がなく、こんなものかと安堵していたら、カメラが直腸を過ぎてS状結腸に差しかかったとき、「ゴリゴリゴリ」と擬音語が脳で弾け、激痛が襲ってきた。

「痛いですね。腸の曲がり角になりますよ」

悶絶している表情を察してか、医師が解説を入れた。

無意識に下腹部を抑えて痛みを軽減させようとするが、カメラは止められない。そこから下行・横行・上行と悶絶クランクを通り抜け、やっと大腸の終端に辿り着いた。

「ここからカメラを抜きながら観察していきますね」

医師はゆっくりカメラを抜きながら話を続けた。

「きれいな腸ですよ。ポリープも憩室《けいしつ》もありません」（※憩室…腸管壁の一部が外側に突出し、袋状になった状態）

それを聞いて、安堵に包まれる。やはり血便の原因は痔にあったようだ。

カメラは入れるときの苦痛に比べれば抜くときは楽だった。カメラ映像が映るモニターに目を向ける余裕も生まれていた。医師はカメラを抜きながら所々でその手を止め、静止画像を取り込みながら作業を続けていた。

「――ん」

カメラが第三コーナーを抜け、最後の直線（直腸）に差し掛かったとき、医師が眉根を寄せた。

医師は無言のまま怪訝な表情でモニターを睨んでいる。モニターの映像ではそれまでの腸壁と何ら変わらなく見えたが、医師はその場所で丹念に静止画を取り込んでいた。

暗雲が胸の内に広がる。医師が口を開いた。

「モニターに映る部位は直腸になりますが、こちらは通常なら毛細血管が浮き出て見えます。

しかし今見えている腸壁はびらんになっていて、炎症を起こしている状態だと言えます。おそらく潰瘍性大腸炎だと思いますが、確定診断は生体組織検査を行ってからになります」

頭に何個もの「?」が浮かんだが、そのときは深刻に捉えなかった。自覚症状もないし、実際にモニターを見ても悪い病気だと思えない。

気分が晴れないまま検査が終わった。カメラを挿入している時間は十分ほどだったが、医師の最後の宣告はそれ以上の時間を体感させた。検査着を脱ぎ、私服に着替える。しばらくすると名前を呼ばれ、医師の問診が始まった。

「先ほども少しお話ししましたが、カメラでの所見では直腸部分に炎症が発生していました——」

医師の表情は暗くない。やはり深刻な病気ではないのだと胸を撫でおろした。

「——おそらく潰瘍性大腸炎だと思われます」

一時的な炎症なのだろうと高を括りながら質問した。

「どういった病気なのでしょうか」

医師が爽やかな表情で答えた。

「厚生労働省指定の難病になります。確定診断は生体組織検査結果後となりますが、所見ではほぼ間違いないと思います」

難病——? その響きは耳にしたことはあったが、どこか他人事に捉えていた言葉だった。

それがまさに今、自分に向けられている。難病って何？　難病ってどうすればいいの？　疑問符が頭に渦巻いていた。

ひとまず検査は終了し、後日検査結果を聞きに再来院することになった。病院を出てすぐその足でカフェに向かう。絶食でお腹が空いているはずだったが、胃は重くふさぎ込んでいた。カフェの席に腰を下ろし、スマホを取り出す。ヤフーニュースなどには目もくれず、ネット検索欄に「難病とは」と打ち込んだ。ヒットした結果の「指定難病／厚生労働省」サイトに目が留まり、そのリンクをタップした。

「治療が困難で、慢性的経過をたどり、本人・家族の経済的・身体的・精神的負担が大きい疾患」

その文字列を見て画面を送る手が止まった。わたしがまず認識したことは、治らない病気だということだった。続けざまに検索していく。「指定難病」「潰瘍性大腸炎」「治療方法」など、情報を貪っていく。あまりにもショッキングな情報で自覚症状の乏しいわたしにはにわかに受け入れがたい内容だった。

――しかしわたしは独り身ではない。この事実を妻にも知らせなければならない。取り急ぎ、短時間で得た情報を要約し、頭のなかで繰り返した。

①潰瘍性大腸炎は国の指定難病の一つである。
②難病は治療が困難で完治することはない。

③症状の現れ方は様々で、良くなったり悪くなったりし、薬物療法が主体となる。
④薬物療法で効果が得られない場合には大腸を全摘出するケースがある。
⑤発症してから七、八年で大腸がんを併発するケースがある。

それから家に帰って妻と膝を突き合わせ、病気のことを一通り説明した。妻はピンときていないような表情だった。無理もない。わたしもピンと来ていなかったのだから。

後日、生体組織検査の結果が出て、「潰瘍性大腸炎、直腸炎型、軽症」という確定診断が下った。医師に案内されるがまま今後の治療方針や薬の使い方などを教わった。薬代が高額になるため、難病公費申請を勧められ手続きした。

目まぐるしく世界が変わっていった。まさに青天《せいてん》の霹靂《へきれき》とはこのことで、突如現れた難病は、わたしの人生の道に大きな壁となって立ちはだかった。

○病気と向き合う

投薬治療が始まった。

まず驚いたのが薬の量だった。

軽症という診断だったが、飲み薬は炎症性腸疾患（ＩＢＤ）患者全般が服用する薬（５-アミノサリチル酸製剤）が処方され、毎食後に規定量を飲むことになった。この薬は、一般的な薬が腸に達するまでに薬効が薄れてしまうことに対し、腸にまで薬効を運べる先進的な薬だということだったが、寛解時でも服用する必要があり、再燃予防にもなるため、ＩＢＤになったら生涯飲み続けなければならない薬だと医師から説明された。一粒の大きさが小指の第一関節ほどあり、それを毎食何錠も飲み続けなければならない。

だが何よりも驚いたのは注腸薬の存在だった。

わたしの病状が直腸型だったため、毎日寝る前に一〇〇㎖の液体をお尻から注入することになった。一本あたりの大きさは缶コーヒーほどある。薬局に処方箋を出すと、三十日分で段ボール二箱となった薬を目の前に置かれた。「持ち帰れますか？」と聞かれたので、じっと段ボールを見てから、配達をお願いした。

後日届いた薬を妻と眺める。

「これ飲むの？」妻に聞かれて首を横に振った。

「これはお尻から注入する薬だよ」

「これ一本全部？」

二人で眺めながら首を傾げた。これを丸ごと一本注入したらどうなってしまうのだろう。それにどうやって注入するのだろうか。説明書に目を通してみると、付属のチューブがあることが分かった。注腸剤にチューブを取りつけ、その先をお尻に挿入し、ゆっくりと握りながら入れていくようだ。

思わず妻に弱音を吐く。

「男のままでいられるかな」

「女だって普通につらいから」妻がそう言ってから続けた。

「でもいやじゃなかったら手伝うわよ。これを握ってバーっと注入すればいいんでしょ」

「ありがと。でも注入は自分でやるよ。一気に握られてもお尻が困っちゃうから」

妻からの有り難い提案だったが、尊厳は守ることにした。

注腸剤を含めた投薬生活が始まった。毎日何錠もの飲み薬と注腸剤を注入する生活は、病人気分になるには充分だった。とくに注腸剤の存在は、事前に少し温める手間や注入後の液漏れが酷く、生活の質を著しく低下させた。

薬代もかさんだ。難病公費の申請が通過して医療受給者証を手に入れたが、それでも限度額を超え、月一万円ほどが実費となり家計を直撃した。

食事内容も劇的に変わった。これまでの食生活を全面的に見直すことになり、低脂肪・低残《ざん》渣《さ》食（消化の良く繊維質の少ないもの）の献立に切り替え、脂質の多い大好きなラーメンは、年に数回の特別食に格上げされた。

しかし今ひとつ病気と向き合えなかったのは、自覚症状に乏しいからだった。同病を患っている多くの人には強い腹痛や頻回便、下血《げけつ》などの自覚症状が現れる。わたしは少量の下血や多少の倦怠感はあったが、気にするほどの痛みはなく、自覚としてはほぼゼロだった。すると次第に投薬を怠るようになる。自覚症状はあまりないのだから飲み薬だけで大丈夫だろう。自分の勝手な判断により、飲み薬は続けていたが、扱いづらい注腸剤はやめてしまった。

それでも病院へはきっちり通院していた。医療受給者証の申請に必要だったからだ。変わらず血便はあったが、医者へは投薬を行っていて順調だと申告していた。そう申告しないと、今よりも生活を狂わす治療が始まりかねないと、勝手な予防線を張ってしまっていた。

そのようにしてわたしの難病治療が形骸化していった。

ここでは「病気と向き合う」という表題だが、結果的にわたしは、この時点で病気を受け入れることはできたが、向き合うことはできなかった。

仮にこの時点でわたしが真剣に病気と向き合うことができていたならば、大切な臓器を失うことはなかったかもしれない。真剣に病気と向き合えていたならば——今でも悔恨の念が渦巻いている。

○性格の変化

病気と向き合えないまま数年が経過した。

幸いその間に強い症状はなく、入院治療するほどの症状は現れていなかった。寛解していたかと言えばそうではなく、毎日のトイレでの下血や腹部の違和感は変わらずあり、それは確定診断を受けた当時よりも明確に現れていた。

だが耐えられないほどの腹痛や下血ではなく、定期的に通院している安心感もあり、それ以上は考えることをしなかった。子育てや仕事も大変な時期に差しかかっており、あえてその問題を深掘りしないよう避けていた。

クリニックでは変わらず飲み薬と注腸剤を処方してもらっていたが、下血がはっきりと分かるようになっていたので、扱いづらい注腸剤から座薬へと変更してもらった。それからは毎日寝る前に座薬を入れるようになったが、身体が以前よりも疲れやすくなっていることは明らかだった。

「以前より体調悪そうだけど大丈夫？　病院には行ってるよね」

妻が聞いてくる。異変を察知したのだろうか。しかしその頃にはあまり妻の声は届いていなかった。

「病院には行ってるけど何も変わらないよ。ただ最近身体はだるいし、血便も多くなってきたかな」

「その状態で大丈夫なの？」

「仕事が忙しくなってきたからね。多少の血便なら仕方ないよ。そういう病気だから」

「あまり無理しないでね」

「無理しないで大丈夫なら無理したくはないけど、代わりはいないしね」

「……何が言いたいの？　言いたいことがあるならはっきり言えばいいのに」

「とくに何もないよ。話しても何も変わらないし」

この頃から夫婦の会話の歯車がかみ合わなくなっていた。常にわたしがイライラしていたから、妻の何気ない話でも言葉尻を捉えては針を刺すように返すことが多くなっていた。


この頃からわたしの性格は大きく変わっていったように思う。

詳細に振り返ると、精神的におかしくなってきたのが確定診断後から二年後の三十八歳のとき。下血量が多くなり、比較的正常だった便の形状から、下痢や粘血便《ねんけつべん》（炎症による粘液に血が混ざった便）へと変化してきた頃だった。それまで一日一回ほどだった便の回数が頻回となり、さらに排便後はしぶり腹が続く。倦怠感や貧血が酷く、仕事も休みがちになり、ソファーで横になることが多くなっていた。

医師にそのままの病状を話せば治療レベルが上がることは明白だった。とくにステロイドの使用は避けて通れず、それだけは回避したいと強く思っていた。ステロイドを始めれば様々な副作用が現れ、生活に支障を来す。とくに免疫力が低下し、顔もむくみ、始めればなかなか止めることができない。そう偏った解釈を勝手にして、忌避してしまっていた。

普通に考えればここらで真剣に自分の身体を考えるものだが、不思議とそんな生活にも慣れてしまっている自分がいた。慣れてしまうと、まだ大丈夫だと、自分に言い聞かせた。

そして痛みに慣れる生活が始まると、痛みを隠すための我慢が異なるストレスを生み、周囲に当たるようになり、妻や子供と衝突することが多くなった。同時に対外的な付き合いを遠ざけ、交友関係も疎遠になった。だから妻も様子がおかしいと思ってわたしに声をかけていたのだと思う。そうしてストレスの悪循環が始まり、わたしの腸は蝕まれながら悪化していった。

潰瘍性大腸炎の確定診断後にはストレスがこの病気には最も悪いと聞いていたのに、わたしはそのストレスが何なのかを自覚できないままでいた。むしろストレスなど無いものだと強がっていた。病気と向き合えないことで色々なことを勘違いしてしまっていた。

わたしは病気によって自分の性格が変わってしまうなど微塵も考えたことがなかった。だがそれはゆっくりと、しかし確実に身体と心を蝕んでいき、小さな変化に気づくことができず、その変化は大きな山となって自分の性格をゆがませていたのだった。

○初めての入院

確定診断を受けてから五年後の四十一歳のとき、わたしは人生で初めての入院を経験した。日に日に血便が増えていき、血の混ざった粘血便が目立ち始め、トイレに行く回数も明らかに増加していた。

いよいよごまかせなくなって会社に申告すると、早々にその体調に見合う職場へと異動になったが、そこで働く上司の目は温情とはかけ離れ、厳しいものだった。どうやら上司のもつ難病のイメージとわたしの姿が一致せず、懐疑的な目を向けられているようだった。

難病である炎症性腸疾患（ＩＢＤ）は、表面的には分かりづらい病気だ。傍から見ると健常者と何ら変わらず、日常生活も問題なく過ごしているように見える。だから外見上では他者に理解を得られにくいのが特徴で、それ故にわたしの上司が何らかの誤解を抱いていたとしても不思議ではなく、おそらくイヤイヤ病の類だと思われていたのだと思う。実際、同じ病気を抱えた人の話を耳にしても、職場で理解が得られず苦労しているという声は多い。私もその問題の当事者になっていた。

この病気は現在のところ根治する治療はなく、寛解と再燃を繰り返す難病だ。そのため悪化すれば集中的な治療が必要となり、仕事も休みがちになる。しかし先述のとおり外見にはその苦悩が見えづらいため、周囲の理解が得にくいのだ。

さらに再燃の原因となる主因にストレスが挙げられており、強いストレスに晒される仕事内容や職場環境にあると悪化しやすいため、余計に周囲からイヤイヤ病などとして誤解されやすい側面がある。

わたしも治療をしやすいよう会社から配慮を受けたものの、その実、同僚や上司からは理解が得られておらず、会社での立ち位置に居心地の悪さを感じていた。

そのような最中、激戦部署へ異動となった。おそらく会社がわたしの状態を見て問題ないと判断したのだろう。突如、自宅から遠方の勤務地となる部署に配置転換され、通勤時間も残業時間も多い激戦ポストになってしまったのだ。

自分としても比較的症状が軽かったこともあり、抗うことなくそれを受け入れた。職場からよこしまな目で見られることに嫌気が差していたからだ。体調が悪化するなら、なるようになればいい。半ば自暴自棄になっていた。

担当課長に肩を叩かれ声をかけられる。

「最近調子いいみたいだね。トイレも近くにあるし、やりくりすれば通院もできるし、あとは大丈夫かな。病気が治ったら期待しているからよろしく頼むね」

その一言で病気のことを何も理解していないのだと分かった。そもそも治らないのだから。

その会話に象徴されるように、配属された部署では持病のことは引き継がれていたが、その配慮は表面的なものだった。確かにトイレは近くにあったが、労働環境は悪く、自宅から遠方の勤務地だったため、毎日の帰宅が日付の変わる直前になることが常態化していた。

投薬もおろそかになった。それまでは座薬を毎日投薬していたが、異動後は自暴自棄となり、投薬しなくてよい免罪符を得たような気になり、勝手に断薬してしまっていた。

日に日に血便が増えていった。用を済ませて便器に目を向けると赤黒い粘液状の血がべったりと塗られていた。トイレを出てもすぐにまた催す頻回便が顕著となり、貧血と倦怠感の自覚症状が自分でもはっきりと分かるようになっていた。

その不安な気持ちと体調を隠すために家族に八つ当たりした。家庭内の雰囲気も一気に悪くなり、その自己嫌悪が自分に跳ね返ってくる悪循環に陥っていた。異動したてで配置転換を会社に申し出るのも憚《はばか》られ、八方ふさがりの状態になっていた。それでもなるようになればいいとヤケになっていた頃、同僚がわたしの異変に気がつき、上司に進言してくれた。

仕事を早退してクリニックを受診する。血液検査を行うと、医師からすぐに大きな病院を受診するよう紹介状を渡された。血液検査項目の一つであるＣＲＰ（炎症度合を測る数値）が基準値を大幅に超えていたからだった。

恐る恐る紹介先の市民病院を受診する。そこで何年も大腸カメラは行っていないことを申告すると、すぐに前処置（下剤によって大腸をきれいにする処置）なくカメラを入れることになった。にわかに心の準備ができずに戸惑っていると、医師が眠る薬を使いましょうかと提案してくれた。麻酔薬を使うのも初めてだった。

無事に検査が終わり、撮影した写真を医師と眺める。そこには初めてカメラを入れたときの姿はなく、炎症は直腸に留まっていたものの、所々に赤黒くなった潰瘍が巣くっていた。

この五年間での蓄積した悪化だった。

それまでクリニックの主治医には変調はないと申告していたので、特別な治療は行われていなかった。本来なら定期的に行う大腸カメラ検査も腸壁が傷つき腹痛に繋がると嫌だからと、断り続けていた。そのような考えだったから当然セカンドオピニオンも受けていなかった。ただただ確定診断を受けた当初のクリニックに医療受給者証をもらうために通い続けていた。

そのような背景を見透かすように、市民病院の医師は表情を崩さずに言った。

「明日から入院して治療することをお勧めします」

ショックだった。人生初めての入院で、見えない病院生活に恐怖と不安もあった。しかし医師の説明を聞くと、念のための入院であり、集中治療したほうが今後のことも考えると最善だと言うので、ひとまず深刻ではないのだと胸を撫でおろし、入院することを決めた。入院期間は三週間が予定された。

慌ただしく入院の準備をする。妻は不安な表情を浮かべていたが、深刻ではないことを伝えると安堵の表情を浮かべていた。会社にしばらく休むことになると伝え、簡単な引き継ぎを済ませて、翌日に病院の門を潜った。

その日から開始された治療は絶食療法と薬物療法だった。

ＩＢＤ患者の治療においては絶食が効果的だ。脂質が体内で炎症に関係する物質の合成に使われるため、脂質の多い食事を避けることが副作用の少ない安全な治療法の一つとなっている。当然、栄養がない状態では生きていけないため、点滴にて栄養を補っていく。そこにステロイドも注入された。わたしの場合はまだ中等症だったこともあり、比較的少量から開始されることになった。

絶食をまともにすることは今までなかった。まだ入院当日は勢いで気を紛らわすことができたが、翌日以降から苦行となった。だが食事のない生活にもすぐに慣れた。点滴によって酷い空腹感はなく、あらかじめ持参したパソコンでネットドラマを一日中見ることでやり過ごせていた。

妻は乳飲み子の世話で忙しかったが、ほぼ毎日見舞いに来てくれた。そのときは今のコロナ禍のルールではなく、比較的自由に病室に出入りできていた。

「タバコなんて吸って平気なの？」屋外で煙草をふかすわたしを横目に妻が言った。

「タバコでも吸わないと気が狂ってほかの病気になっちゃうよ」

「でも入院するくらい病状が悪かったんだから、少しは自制しないと」

「分かってる。だけどタバコは百害あって一利なしというけど、この病気には一利があるんだよ」

「なに一利って」

「発病しにくくなるんだ。そういった結果が報告されているんだよ」

確かに喫煙する人はしない人と比べ、発病しにくいという報告はあるが、それがタバコを肯定するものでは一切ない。わたしはここでも片手間で調べた知識を自分に都合良く変換していた。


入院生活は思いのほか快適だった。入院しているのだから安心だと自堕落な生活を送っていた。度々行われる採血を除けば物理的に痛みのある治療は行われなかった。絶食とステロイドにより血液検査の炎症数値は下がっていった。そして入院してから二週間が過ぎた頃に大腸カメラによる再検査が行われ、荒れていた腸壁がある程度回復しているのが認められた。

それにより食事が再開されることになった。最初の食事は重湯《おもゆ》だった。重湯とは、お粥の上澄み液で、味はほとんどなく、ドロッとした糊のような液体を胃に流し込むだけだった。最初は絶食後の食事とあり、その液体が舌に触れるだけでもその甘さに感動したが、それも最初だけで次第にその食事内容にも飽き、病院の売店で惣菜を買い、隠れて食べていた。重湯は通常食に格上げするまでの重要な過程だったが、それすらも守らなかった。後にその慢心が大病に発展するわけだが、そのときの大腸炎は運良く回復基調に向かっていた。退院が決まり、自宅療養しながら投薬治療することになった。

入院生活は十七日で終了した。

わたしにとってはさほど悪くない入院生活だった。比較的自由に外出できたし、隠れて煙草も吸えた。それに重い治療もなかったし、見たかった映画もすべて観ることができ、快適な入院となった。

だが退院後、処方薬が劇的に変わった。ステロイドと免疫抑制剤が処方され、体調に注意が必要となった。さらにお尻から注入するステロイド入りの注腸薬も新たに処方され、より薬物治療のレベルが高まり、生活しづらくなった。

職場復帰するとまた環境が変わった。治療しやすい職場が選ばれ、実質の左遷異動となった。それでもその環境には満足していた。仕事は無理をせず、身体と家族のことを一番に考えた生活スタイルにしようと気持ちを新たにすることができたからだった。それに今回の入院によって一番心配をかけたのは妻であり家族だ。今後は病気と向き合い、心配かけないようにしていこうと強い決心をしたつもりだった。

だが、その決心が歪んでいたものだと、今になって知った。

わたしがその当時にした決心とは、これで回復できたのだから、また繰り返さないように自己管理を強化していこう。ステロイドや免疫抑制剤などの副作用のある薬は断薬して、お尻から入れる新薬も高額になるから、自然療法に切り替えよう。書籍にもそれで完治したと書いてあった。その書籍に倣って食事管理を徹底しよう。人工甘味料をやめよう。脂物を少なくしよう。血便が少なくなるようにしよう。そう思っていた。

本来であれば、わたしの病気の対処方は再燃したら寛解導入（完治はないが病気による症状や検査結果が正常になること）へと治療することがセオリーである。

しかしわたしは、自分の都合のいいように事実を塗り替え、血便もあって完全回復などしていなかったのに、それらの事実に蓋をして、気持ちを新たにしただけだった。

言い訳がましく聞こえるかもしれないが、わたしはもともとずさんな性格ではなく、むしろ警戒心が強くて慎重な性格だと自覚している。しかしなぜ当時にそのような考えを持ってしまったのかは分からない。自然療法など信じる人間でもなかったのに、そのときは信じた。都合よく自分の考えを正当化するため取り入れてしまったのだろうか。

いずれにしてもこのときの誤った判断で人生の道が大きく逸れることになる。大病へ向かう線路にポイントが切り替えられたのだ。その道の先に希望はない。あるのは腸を失う現実だけだった。

妻のコラム①

夫が難病と診断され、その後に大腸を失い、内部障害を抱える生活に至るまでの間、家族には常に何かしらの変化を求められてきました。

それは食事だけではなく、生活様式などを含めた価値観まで変化していきました。あらためて「健康」というものの尊さを認識することになりました。そして彼が大病によって様々なことを学んだように、家族も様々なことを学びました。

「妻のコラム」は、彼の闘病を身近でサポートしてきた私の視点から得た学びをまとめ、主に闘病者を支えるサポーターに向け、執筆しました。闘病者本人だけでなく、身近でサポートしている人にしか分からない苦労があるからです。

闘病生活はチーム戦です。

もちろん闘病している本人が一番辛いでしょう。しかし私は彼の闘病を身近で観察し、支えてきた立場として感じたことは、変化への適応は、子供も含め、簡単なことではありません。そして我が家のように家族の一員が大病になった場合には、家族全体の問題になるのです。

どうか一人で抱え込まず、幅広く意見を取り入れ、周囲の協力を得ながら対応してください。

そして、このコラムが一助となれば幸いです。

彼の腸は大病前に大きく音を鳴らせていました。病状が悪化していたのだと思います。ゴロゴロゴロ。彼の腸は何を語っていたのでしょう。今になれば分かります。『ずっと一緒にいたいよ』と語っていたに違いありません。

○夫が難病と診断されて

夫が難病と診断された日から生活がガラリと変わりました。

食事内容にも気を遣わなければならないと聞き、それまで小さい子供に合わせていた献立から難病を悪化させないための食事内容に変えなければなりませんでした。調べてみると、ＩＢＤ患者用の献立がたくさん出てくるものの、育ち盛りの子供に必要な脂質を省かなければならず、夫と子供の食事を別《わ》けるなどして対応に追われました。

それでも小さい子供の世話をする中では十分な家事の時間がとれません。そこで彼の食事を事前に作り置きし、冷凍しておくことで昼食のお弁当や夕食にそれらを出すことにしました。そして平日は病気用の食事、休日にはたまに外食を挟むなどして、制限食によるストレスを発散してもらうなど、生活スタイルを一新しました。

それからは私の健康に対する意識も向上していきました。食品の内容も確認するようになりました。それまでダイエットに良いからと取り入れていた人工甘味料を控えるようにし、パンを代表とする小麦（グルテン）を極力控えるような献立に切り替えました。

彼の病気のことを調べてみると、遺伝にも少なからず関係することが分かりました。子供たちの将来のためにも今から食育をしていこうと、前向きに考えることにしました。

取り組みの具体例を挙げれば、アセスルファムK《カリウム》をはじめとする人工甘味料がＩＢＤ発症因子となり、悪化させる可能性が示唆されています。また、ＩＢＤはアレルギー疾患ではありませんが、食物アレルゲン（グルテンを含む）を持つ患者は、それを抑えることで生活の質が向上する可能性があると言われています。過剰に反応する必要はないと思いますが、ＩＢＤの発症原因が分かっていない今だからこそ、それらの可能性を排除した食事内容にすることで少しでもリスクを軽減できればと取り組んできました。

【ＩＢＤの発症因子とされているもの】

・環境（ストレスなど）
・腸内環境の異常
・食事の欧米化

・遺伝など

【発症因子への対策】
・環境＝公害などの外的要因もあるが、特にストレスが溜まる環境に要注意
・腸内環境の異常＝腸内フローラへの意識向上。腸活などの早期取り組み
・食事＝脂質制限はもとより、人工甘味料や食物アレルゲンなどにも注意が必要
・遺伝＝ＩＢＤは家族の集積性が認められているので子供にも注意が必要

○病気による性格の変化に注目する

夫の闘病生活が長期化するにつれ、異なる問題が露呈してきました。

それは彼の性格の変化でした。その頃から日に日に不機嫌さを増す彼との衝突が増え、気苦労が絶えなくなりました。

この頃は何が原因でこのような状態に陥ってしまっているのか、はっきり分からず頭を悩ませていました。妻としての技量が足りないせいではないかと、心労の絶えない時期でもありました。このままでは子供たちへの悪影響も心配だし、私の心まで蝕まれてしまう。まさに家庭

崩壊の危機に直面していたように思います。

ある日、彼が子供を叱っている姿を見た時、ふと思ったのです。以前にも確か同じシーンがあったはず――。そしてハッと気がつきました。以前なら怒っていなかったことなのに何かおかしい。つまり夫の性格の変化をそこで疑い始めたのです。それから慎重に観察を進めると、やはりそれは私の思い違いではありませんでした。

今までの生活を振り返ってみると、夫は普段から家族のコミュニケーションをとても大切にし、よく冗談を言って笑わせてくれたりしていました。週末になると家族でトレッキングをしたり、キャンプやバーベキューなどのアクティブな遊びを好んでいました。

私の知っている普段の彼は、もともと繊細ではあるものの、温厚で快活な性格です。子供たちと同じ目線に立って接してくれる細やかな気配りと大きな包容力があったからこそ、家庭内のバランスは上手く成り立っていました。

しかしそれらはいつの間にか見えなくなっていました。いつからなのか聞かれても、はっきり覚えていません。五年ほどの歳月の中でゆっくりと、風食されていくように彼の性格は変わっていったのです。

【夫の性格の主な変化】

・内向的になった
・子供に不寛容になった
・交友関係が少なくなり出不精になった
・無口になり溜息が多くなった

私にも反省がありました。

彼が難病だと分かっていながら、食事だけに注意を払い、それ以外はすべて彼に任せきりでした。もちろん子供の世話もあるし、お互いに大人なのだからそれも当然だろうと思う一方で、もっと病気のことを調べて理解していたら、彼の負担は少なかったのではないかと後悔しました。その性格の変化が潰瘍性大腸炎という病気による原因だったと、今となって理解したからです。

脳腫瘍などで脳に影響を受けると、温厚だった人が粗暴になったり、真面目な人がだらしなくなったりすることがあると耳にしたことはありますが、まさか腸の病気が性格まで変えるものだと思いも寄りませんでした。

近年の研究では、腸と脳は密接な関係にあると考えられ、腸内細菌がつくりだすセロトニンが感情をコントロールしていることも分かっています。その相関関係上、脳がストレスを感じると自律神経の働きや腸機能調整が乱れ、腸の運動異常が起こり、またその腸の不快感がストレスとして脳に伝達され、症状悪化の悪循環に陥りやすくなるのです。

このメカニズムを知り、彼の性格がなぜ大きく変わってしまったのか理解することができました。脳と腸機能の悪循環が生まれ、精神的にも症状的にも悪化していったのです。

そして入院する直前には精神的にも限界を感じていたのか、心療内科を受診していました。このときに少しでも腸と脳のメカニズムを理解していれば、的確なサポートで彼の負担を軽減できていたかもしれません。

もし身近な人が炎症性腸疾患になった場合には、食事面だけではなく、メンタル面にも注意を向けてみてください。特に性格の変化が見られたら注意が必要です。病状が悪化している可能性があるので、病院から離れてしまっている場合には、受診をするようアドバイスしてみるのも良いかもしれません。

第二章　重症診断、そして緊急手術へ

○緊急入院

新型コロナウイルスが世界を席巻し、日本でも緊急事態宣言が発出された年の瀬、わたしは絶不調のなかにいた。潰瘍性大腸炎の確定診断から十年が経過していた。

その年は、年始から酷く心が疲れていた。新型コロナウイルスによって生活様式が一変し、未知のウイルスにより芸能人らの訃報も相次ぎ、怯えながらも小さな子を持つ家長として、責任が重くのしかかっていた。マスクや消毒用アルコールが店頭から消え、それでも防疫しなければならない。気が張っている日が続いていた。

仕事も慌ただしくなっていた。かつてないウイルスの蔓延でそれまでの人流がなくなり、会社は悲鳴を上げて経費節減に舵を切った。それによって色々な調整業務に追われ、激務が続いていた。

潰瘍性大腸炎の症状は変わらず現れていた。五年前の入院後は一時的に良くなっていたが、勝手に断薬したせいか、粘血便の量は多くなり、倦怠感や貧血も強くなっていた。ただ慣れてしまっていたせいで、通院は続けていたものの、それが当たり前の日常になってしまっていた。

その年の秋口、わたしは睡眠障害と無気力症に堪えられず、精神内科の門を叩いた。そこではカウンセリングが行われ、潰瘍性大腸炎の持病を申告すると、抗不安薬と睡眠導入剤を処方された。

これを飲めば状況は好転するだろうか。薬にすがって服薬を開始したが、思いのほか副作用が強く、服用を止めるか悩んでいるところだった。

そのような最中、またお腹に激痛が襲ってきた。かつて入院したときのような覚えのある強い腹痛だった。たまらず身悶える。妻が心配して声をかけてきたが、大丈夫だと押し返した。痛み止めを飲んでやり過ごしたが、そのまま眠れない一夜を過ごした。

翌朝になっても症状は治まらない。いやな直感が脳裏を過《よぎ》りクリニックを受診する。案の定、血液検査の数値が悪く、すぐに市民病院を受診するよう紹介状を渡された。そしてその足で市民病院を訪ねると、当時の内科医が担当となり、すぐに血液とCT検査が行われた。

以前は比較的無感情な昔ながらの医師だったが、そのときは眉間にしわを寄せ、矢継ぎ早に言葉を繰り出した。

「今日から入院できますか。できればこれから」

「これ——からですか？　これからは、無理だと思います」

「ではいつからなら可能ですか」

医師がたたみかけてくる。仕方ないので明日ならと答えた。

「では明日の朝一番で来てください」

そうしてトントン拍子に入院が決まった。せっかく軌道に乗っていた仕事だったが、また休まなければならない。だが、どうせまた二週間程度で帰れるのだろうと高を括っていた。

帰宅すると、妻が心配そうな目を向けた。わたしは肩を落として言った。

「入院だって。それも明日朝一番で病院に行くことになった。でも前回みたいに二、三週間くらいで退院できると思う。また会社に休むこと伝えるんだけど、気が引けるよ」

「明日から？　そんなに急に？　それだけ悪かったんだ。我慢してたの？」

「我慢はしてないよ。最近は心のほうが辛かったから、お腹は気にしてなかった」

心もたしかに辛かったが、お腹にも症状は出ていた。しかし確定診断から十年が経過しており、血便や倦怠感にも慣れてしまい、完全に慢心だった。

「大丈夫だよ。年内には戻れると思うから、年末年始の食材をネットで注文しておこう。今年はコロナで外出できないからカニやイクラで贅沢してさ――」

そう言って、ネットショップで購入ボタンをポチっと押した。それを横目で見ていた妻はあきれ顔だったが、まだそれでも笑顔があった。

それから会社に入院することを伝え、入院グッズをバッグに詰め込み、翌朝病院におもむいた。

師走の中頃だった。

○重症診断

病院の門を叩くと、まず始めに案内されたのがＰＣＲ検査場だった。

入院する市民病院はコロナ患者を受け入れており、しかもクラスターを発生させたことで報道にも取り上げられ、地元では有名な病院だった。そのせいか、病院関係者は防疫対策でピリピリしていた。厳かに隔離部屋に通され、ＰＣＲ検査を受ける。二時間ほどで結果が出て、それから病棟に案内された。

院内には厳格な雰囲気が漂っていた。以前の快適に思えた病棟はそこにない。外出はできないし、家族との面会もできない。一応かばんに忍ばせてきたタバコだが、どこを見回しても吸えそうな場所は見当たらなかった。

部屋は事前に希望していたとおり二人部屋にしてもらった。外は寒かったが院内は快適な室温に調整されている。看護師もみな半袖だった。わたしも着込んだ服を脱ぎ、軽装に着替えた。しばらくすると看護師が訪れ、内視鏡検査をするので検査室へ向かってくださいと声をかけられた。

何回目かの大腸カメラだったが、何度やっても慣れることはない。お尻に穴が開いた検査着に着替え、緊張しながら待機する。看護師が慣れた手つきで筋弛緩剤《きんしかんざい》を筋肉注射した。

主治医が現れる。今回も前処置なしでの検査だった。眠くなる薬でうとうとしながら検査を終え、場所を変える。医師はパソコンを操作しながら大腸写真を映し出し、大きな溜息を吐いてわたしに向いた。

「とても悪いです。すぐに高度な治療を始めないといけないでしょう。見てください。この部分は上行結腸ですがこちらにも潰瘍が広がっています。当初の直腸を越えて、全大腸に広がっています。この潰瘍の深さを見ても深刻だと言わざるを得ません――」

血の気が引いた。画面からは黒々とした潰瘍が転々と巣くっているのが見て取れる。医師は眉根を寄せ、話を続けた。

「潰瘍が大腸全体に広がっていて非常に危険な状態です。診断は全大腸炎型の重症になります。このあとから絶食して点滴によるステロイド治療を始めます」

玉の汗が額からこぼれ落ちた。焦って確認する。

「入院はどれくらいかかりそうでしょうか」

医師は苛立ちを隠さずに言った。

「年内は難しいと思います。それどころか活動が止まらなければ、大腸を取り出すことも考えなければなりません。とても深刻です」

思いも寄らない言葉が突き刺さる。慌てて確認した。

「どうすれば大腸を取らずに済むのですか」

「治療レベルを上げて活動が止まればいいのですが、場合によっては二、三ヶ月かかるかもしれません。それ以上かかることもあります」

二、三ヶ月？　それまでの楽観モードが一気に吹き飛んだ。危機感が押し寄せる。

これでは年末年始はおろか、何ヶ月も家に帰れないかもしれない。それどころか、真剣に向き合わないと、とんでもないことになるかもしれない――。

不意に昨日注文したカニとイクラが脳裏を過ったが、もうそれどころではない。ようやく事の深刻さに気づき、大腸を失うことの恐怖が襲ってきた。

○ステロイド治療

病室に戻るとすぐに看護師が訪れ、手首の静脈に点滴ルートが確保された。そして主治医も現れ、これから行うステロイド治療についての説明が始まった。

通常であれば段階的に量を調整しながら処方するステロイドだが、わたしは重症だったので、体重値の上限を一日二回注入することになった。医師が副作用の話に触れる。過食やムーンフェイス（顔が丸く膨れること）などが比較的知られた副作用だが、医師は吐き気や酷い頭痛などの中毒症状を心配しており、症状が現れた場合にはすぐに知らせるよう注意があった。

点滴ルートにステロイドが繋がれる。緊張しながら自らの容態を見守った。医師の話では、ステロイドには即効性があり腹痛も早く落ち着くとのことだったが、一時間たっても二時間たっても痛みは解消されなかった。それどころか、ステロイドの副作用なのか、夜になっても覚醒して視界が光り輝き、目を瞑ってもそれは止まず、一切眠れる気配がやってこなかった。

たまらず夜間に看護師を呼び、眠剤を処方してもらえないか尋ねたが、主治医に確認してからでないと処方できないと断られた。仕方ないので、その晩は開き直って自分の病気について調べることにした。物書きとあり、取材は得意だった。

ネット上に掲載されている大学病院などの治療方針に目を通し、落ちている論文をむさぼる。同じ病気で闘っている人のSNSを見つければ、遡っていつまでも読み漁った。そこには同病同志がたくさんいた。自分では病気のことを知ったつもりでいたが、まだまだ知らない情報がたくさんあり、しっかり病気と向き合えていなかったのだと、大きく反省することになった。

それでも短時間だったが知識はずいぶんと身についた。病気の全体像が見え始め、良い例、悪い例を踏まえながら自分の着地点を想像する。絶対に大腸は手放さないと、強い気持ちで治療に立ち向かう決意をした。窓には朝焼けが広がっていた。

八時になると主治医が顔を見せた。容態を聞かれるが、腹痛は変わらずあり粘血便もあった。

それに眠れない。それらを申告すると、医師の表情がにわかに曇った。

医師が目線を上げて言った。

「ご家族の方はどなたかいらっしゃいますか」

不穏なフレーズに心臓が高鳴る。

「妻がおりますが――」

「これから病院に来ることはできますか？　一応一通りはお話ししておいたほうが良いと思いますので」

「分かりました。確認してみます」

スマホを取り出して妻に電話する。ゴメンと言って切り出した。

「――けっこう悪いんだって。先生が少し話しておきたいからこれから病院に来れるかって」

「やだ。なにそれ。行けるけど、なんか怖いよ」

「たぶんすでに聞いてる内容だと思うけど、家族にも話しておきたいって」

「分かった……これから行く」

「ところでせっかく来るなら、短パン半袖を何着かと、スポーツドリンクをボトルで何本かと、あと持ち帰ってもらいたいものもある。入院長くなりそうだからこっちも覚悟することにしたよ」

「なにそれ。よく分からないけど——用意して持ってくね」

「ナースステーション前で待ってる」

この頃はコロナで面会が厳しく制限されていた。許されるのは衣服などの差し入れくらいで、それも病室までは来ることができず、ナースステーション前で看護師経由の授受が原則だった。しかし実際には当人同士の授受を黙認してくれていた。それくらいの許容がないと、死に際に会えない患者もたくさんいた。

医師との面談が終わったと妻からメールが入り、ナースステーション前の談話室で待ち合わせした。しばらくすると開いたエレベーターから妻が姿を見せた。妻は形ばかりの申請をナースステーションで済ませ、談話室の椅子に腰をかけ、溜息を吐いてから口を開いた。

「大腸とるかもしれないって先生言ってた。そんなに悪いの？」

「実感ないんだよね。お腹は痛いけど悲鳴をあげるほどではないし、自分でも分からないんだよね」

「だって先生は深刻に話していたわよ」

「でもね、これを機に真剣に病気と向き合ってみようと思うんだ。昨晩も眠れなかったから色々と病気のことを調べてみたの。そしたら大腸とったあとも壮絶みたいでなんか怖くなっちゃったよ」

「大腸とるなんて簡単に言わないでよ――」

そのとき、看護師の咳払いが聞こえた。時計を見ると十分ほど経過していた。

「もう時間だね。冗談はさておき、治療がんばるよ」

妻の手を握ってしみじみと伝えると、ハッと思い出した。

「そうだ。これを持って帰ってほしいんだ。どうせ吸える場所もないし、やっぱり病気にも悪いらしい。だからこれを機にやめるよ」

タバコとライターが入ったポーチを手渡した。

「この期に及んでまた病院で吸おうと思ってたの？　ぜんぜん偉くないから。当たり前だから」

妻は呆れ顔でポーチを受け取り、その場をあとにした。妻がいなくなるとにわかに悲壮感がこみ上げてきた。それを強い気持ちでグッと押さえ込む。

フロアには香ばしい匂いが漂っていた。昼食時間になっていた。

○不眠と眠剤

昼食の香りに鼻を向けながら病室に戻った。

すでに絶食療法は始まっており、自分に昼食が運ばれてくることはない。入院二日目なのに無性にお腹が空いていた。以前の入院では比較的耐えられた絶食だったが、これも強いステロイドの副作用なのか。いずれにしても容態が好転するまでご飯は食べられない。許されたのは水分だけだった。

落ち着く暇なく看護師が訪れ、別室に案内される。今度は首元の中心静脈（ＣＶ）に栄養点滴用のカテーテルを繋げるという。言われるがまま処置台に横になる。医師が到着すると、顔にガーゼが被せられた。

点滴は手首などからの末梢静脈を使用することが一般的だが、栄養価の高いカロリー輸液は血管を刺激するため静脈炎を起こしやすく、長期間の栄養点滴を行う場合には中心静脈を使用する。

だがこのカテーテルを通すには首元に太い注射針を刺し、それが抜けないように周囲を縫い合わさなければならない。それだけでも恐怖だったのに、それがうまく固定できずに何度も針を刺され、見えない場所だけに恐怖心が高まり何度も中断させてしまい、幸先の悪いスタートになった。

体重計に乗ると五十九キロだった。入院前からの不調もあり、六十四キロからすでに五キロも痩せてしまっていた。病室に戻り鏡をのぞき込む。自分の顔がやつれているのが分かった。

医師に眠剤が処方できるか聞いてみると、その晩から届けてくれることになった。そのつい

潰瘍性大腸炎の重症度別治療法（寛解導入療法）

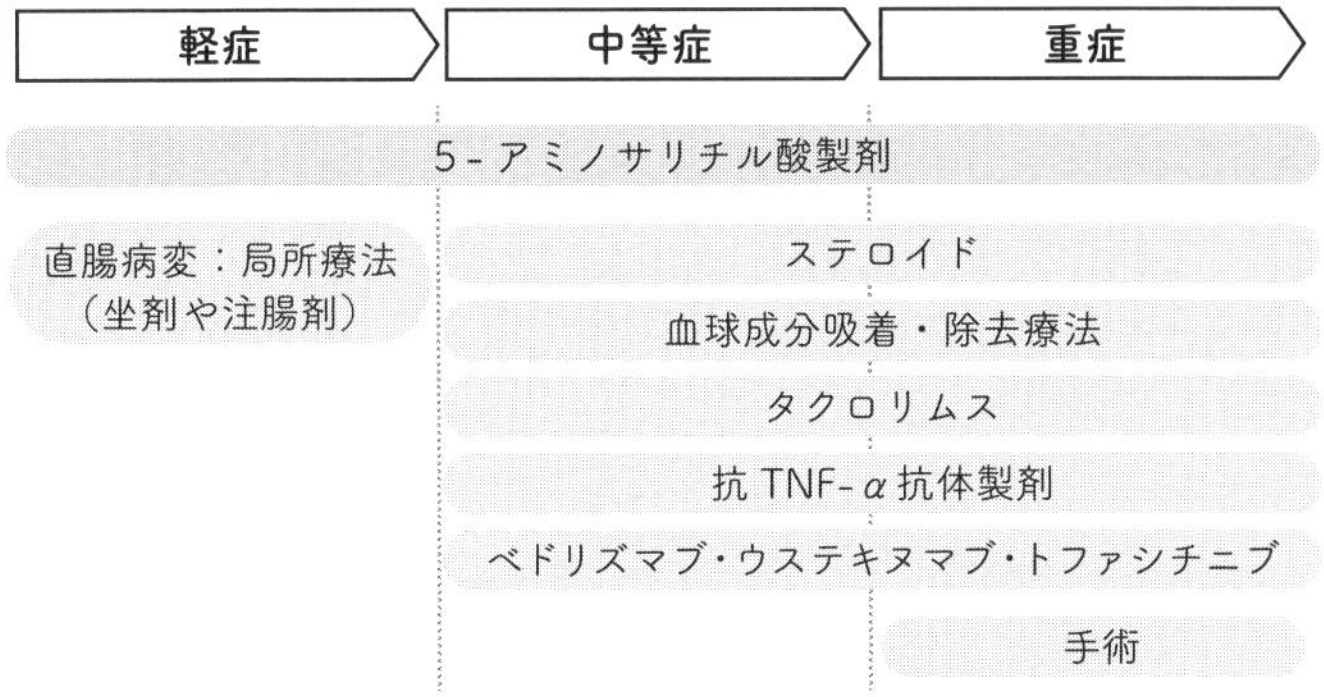

国立成育医療研究センター HP より
（https://www.ncchd.go.jp/hospital/sickness/children/ibd/uc.html）

でに不眠について聞いてみる。やはりステロイドの副作用らしく、多量を注入することで爛々《らんらん》としてしまい不眠を誘発するのだという。初めて「爛々」という言葉を耳にし、一応の納得は見せたが、それからもずっと爛々は止まず、ベッドに横になっても目を瞑っても一切眠ることはできなかった。

仕方ないのでベッドで横になってスマホを握る。当初は入院の暇をネット映画で潰そうと思ったが、それどころではなくなり、必死になって同病同志の闘病記やその治療方法などを検索した。

現在行われている治療はステロイドの量から、内科的治療の中盤クラスだと推測できた。ステロイドが効かなければ、残された治療は血球成分除去療法と生物学的製剤の投与といった高度治療となる。それに効果がなければ最終手段となる外科的手術による大腸の全摘出だった。

調べていくうちに現実を知ることになり、なぜ軽症段階で真剣に病気と向き合えなかったのか激しい後悔をした。初期段階で知識があって向き合えていたならば、こんな大事にはならなかったはずなのに。しかし後悔先に立たず、気持ちを切り替えて前を見ることに意識を向けた。これでメンタルまでやられたら一気に崩れ落ちてしまう。大きく深呼吸し、自らを奮い立たせた。

妻にメールする。自分の愚かさを呪う懺悔の文章を記し、治療に関する情報サイトのリンクを貼って送信すると、すぐに返信があった。

「ちょうどわたしも見ていたところだよ。先生との面談の際にも病気に関する冊子を何冊かもらったから読んでいるけど、なかなか大変な治療だね。でもこれから真剣に取り組めば大丈夫だと思うよ。占いでも来年から良い運気だと言ってたから」

絵文字がたくさん入ったメールだった。来年から運気が良くても今年はどうなのよと独りごちながら笑った。師走も残り二週間だった。

首元から伸びているチューブを絡ませないよう点滴スタンドを引きずり病室を出た。病棟の廊下を意味なく周回する。不眠を改善するため、昼間は寝ずに歩いて体力を使うよう医師からアドバイスを受けていた。

だがその晩も眠る気配はやって来なかった。消灯の前に手渡された眠剤を水で流し込む。頭はゆらゆらするが、眠気は一切やって来ない。さすがに二日眠れていないと感情が乱れる。無理に目を瞑って入眠を誘うようにするが、まぶたの奥はキラキラと光り輝いて爛々としている。これでは目を開けていたほうがましだった。その晩はカーテンの隙間から見える夜空に目を向け、時間が過ぎるのを待った。

翌朝、定刻になると医師が顔を見せた。変わらず眠れないので強い眠剤を処方してほしいと懇願すると、その晩にはさらに容量の増えた眠剤を処方してくれた。しかしそれでも眠ることができない。次第に眠剤のレベルが高くなっていき、薬効が翌日にも残るようになってしまい、呂律も回らなくなっていた。

このままだと悪いスパイラルに飲み込まれてしまう。飲んでも眠れないのならいっそのこと飲まないほうがいいと思い、眠剤の処方を中止してもらった。腹痛と睡眠障害によって、入院前よりも体調が悪化しているように思えた。

不眠のまま朝を迎える。定刻に医師が問診に訪れる。そこで痛みや出血はあるかと定型的な確認があり、不眠による鬱屈を医師に吐き出してから、ステロイドの注入後はしばらく落ち着くが、すぐにまた痛みが現れ、変わらず血便も出ていることを申告した。

医師が言った。

「本日から白血球除去療法をしましょう。簡単に説明すれば、あなたの病気は自己免疫疾患で、自分の免疫が自分を攻撃してしまうわけですが、その原因となる血液の成分を濾過《ろか》装置によって除去するという治療を行います。人工透析《とうせき》とほぼ同じ仕組みです」

○高度治療

医師の説明を聞きながら、ここまで来てしまったのかと落胆した。ステロイドの薬効が見られず、内科的治療が一段階上がったことを意味していた。

だが前向きな話もあった。この治療は国内で開発された治療法で副作用なく高い効果を発揮するという。通称「L－CAP」と呼ばれ、血液を特殊なフィルターに流し込みながら特定の血球成分を濾過していく治療だ。中等症だと計十回、重症以上だと十一回行われる。わたしの場合は活動性が高く重症だったため、三日に一回を一クールとし、全十一クールが予定された。医師の話によると、二、三回目以降から劇的に効果が見られることが多いらしく、その朗報も相まって前向きな気持ちになることができた。この治療に期待してみようと思った。

一通りの説明を済ませた医師が最後に付け加えるように言った。

「この治療には比較的太い注射針を刺すのですが、麻酔は必要ですか」

注射の痛みには比較的強い。それに首元に太い針を刺された恐怖に比べれば容易いものだ。平気だと医師に伝えると、早速午前中に予約が入れられた。

時間となり看護師に案内されて透析室に向かう。透析室には比較的高齢の腎不全患者がすでに何人か治療を受けていた。わたしのような四十代は若手に分類されるようで、入室すると一気にほかの患者の注目を集めていた。

専門医から治療についての具体的な説明を受ける。腎不全患者の透析は四、五時間かかるらしいが、L－CAPは約二時間ほどだという。

ベッドに横たわると、左右両方に若い女性の看護師が配置された。一人の看護師がわたしの腕を見て、「麻酔シール貼っていないのですね」と声をかけてきた。医師に確認されたが、必要ないと答えたと伝えると、「すごいですね」と意味不明に持ち上げられたので、何を注射程度でと不可解な気持ちでいた。

だが次の瞬間にその意味が分かった。用意された針が畳針ほどの太さがあったからだった。思わず生唾を飲む。そんな太い針、見たことない。そもそも末梢静脈に入るのだろうか。聞いてみようとしたが愚問だと思い留まった。入るから用意されているのだ。

仕方ない。男気で耐え忍ぼう。そう決意して両側にいる看護師に委ねた。針先が皮膚に入っていく。いつもの注射の感覚とは異なる鈍痛が腕を襲う。刺す痛みというよりもつねるような鈍痛に近かった。でもこれで終わる。次回から麻酔シールを貼ってもらおうと心に決めたとき、看護師が唸った。

「うう、あれ、血管よけちゃったかな」

横の看護師が続けて言う。

「こっちもあまり出ないんだよね。絶食してるから血管出にくいのかな」

そう言いながら、刺した針を拷問よろしく左右奥に押し込んだ。栄養状態が良くないと血管が出にくいらしい。痛みで額に汗が滲んだ。たまらず強がりながら口を開く。

「結構痛いんですね、この注射。刺さりました?」

「うーん、ダメみたい。一回抜いてから刺し直しましょうね」

その号令で両腕の針が一旦抜かれた。刺し直しと聞いて、さらに額の汗が滲んだ。針の跡を見ると太い注射痕が残っていた。その痛々しさがさらに痛みを増長させる。

「場所を変えて刺しましょうね。大丈夫ですか?」

わたしのやせ我慢している姿を横目に看護師がぎこちない笑顔を見せる。回答はイエスの一択しかない。笑顔で同意した。

「それじゃ、血管が出るように腕を少し温めましょうね」

両側の看護師が腕を取り上げると、手のひらで掴み、シコシコとこすり始めた。思わず頭を振って、腕を引っ込めた。

「看護師さん、大丈夫です。もうできますから、お願いします」

おじさんの腕を温める若い看護師に耐えきれず、再戦を申し込んだ。看護師は安心した様子で注射針を向けた。固唾を飲み込んだ。

「あれ、やっぱりダメかも。あれ、あれ」

刺したあとも針をグイグイと押し込んでくる。痛い……痛いよ。心のなかで叫ぶ。幸い左腕の血管は何とか刺さったようだったが、右腕は拷問の末にまた刺し直しとなった。額の汗が流れ落ちた。看護師の一人がその場を取り繕うように言った。

「少し休憩しましょう――か。何か汗を拭う物を持ってきますね」

それから小休止が挟まれ、再再戦となったが、三度目もまた血管に逃げられた様子だった。善人の仮面を脱ぎ捨て、たまらず声をうわずらせながら言った。

「すごく痛いので、麻酔のシール、これから貼ってもらってもいいですか」

透析室に入ってから三十分以上が経過していた。その頃には医師も集まってきて、わたしの血管捜索が始まっていた。麻酔のシールを貼ってもらうことになったが、本来は一、二時間貼ったあとに効力を発揮するらしく、時間の都合上、二十分だけ貼ってからリトライすることになった。

そのとき、第三の看護師が現れた。その様相はベテランで、どうやら注射のプロフェッショナルのようだった。わたしの腕を診て、何度か無言で頷く。注射針を持ち上げると、ためらわずに突き刺した。麻酔の効力はさほどなく、痛みに大差はなかったが、それでも一回でわたしの血管を射止めた。さすが職人だなと感激したが、職人がいるなら最初から来てくれよと、心のなかで毒づいた。

一時間遅れでＬ－ＣＡＰがスタートした。これから約二時間ベッドで横たわる。この機会に眠れたらいいなと目を瞑ってみるが、一切眠気はやってこなかった。その間も血液がスムーズに流れず、針の方向を変えるなどして気が休まることはなかった。

何とかして一回目のＬ－ＣＡＰが終了した。三時間が経過していた。

これからこれを中二日で十回やるのか――酷く気落ちした。腕の注射痕を見ると一つの血管に四つの穴が並んでいた。それを見て、溜息がこぼれ落ちた。

○粘血便とうんち

変わらず不眠は続いていた。

入院四日目にして治療の効果は実感できず、重度の倦怠感が続いていた。ただベッドで横たわって痛みや不眠と闘っていた。

ステロイドの薬効が切れ、お腹が脈打つように痛い。ベッドの上で身体をくの字にさせて耐え忍ぶが、常に痛みと向き合っているせいか、より鮮明に痛みを感じるようになっていた。

自宅でも同じような痛みに度々襲われ、身体をくの字にさせながらソファーの上で何時間も過ごしていたことを思い出した。よく耐えていたなと思った。病院ではいつでも痛みを相談できるせいか、耐えがたい痛みに感じていた。

たまらずトイレに駆け込む。扉を開くと、うんこが流されずに残されていた。これでもう何回目だろうか。消費税ほどの確率で流し忘れのうんこと遭遇していた。それだけならまだしも、トイレが汚れていることが多かった。

トイレに入ると、まずは残留物を確認してから丹念に便座を拭くのが日課となった。なぜだろうかと考えたことがあったが、ここは消化器の入院病棟であり、入院患者は高齢者が大半を占めている。わたしのように排便事情を抱えている人が多くいることはごく自然である。仕方ないと自分に言い聞かせるが、一日二十回以上もトイレに駆け込む身としては、トイレ環境は最重要であり、我が家で言えばリビングの役割を担っていた。

足を踏み鳴らしながら切迫便意を堪え、便座を拭き、焦って座る。用を足すといっても絶食中なので便が出ることはない。強くお腹を押されたような鈍痛を感じたあと、出てくるのは血の混じった粘液だった。この血の混じった粘液物を粘血便などと呼ぶ。粘液は腸が傷ついているとそれを保護しようと多く分泌され、その際に出血と絡み合い、粘血便として排出される。

この粘血便を見るようになったのは五年ほど前からで、排便後のうんちを観察しているときにたまたま発見した。痰のような粘着質のある物体に血が混じり、イチゴジャムのような見た目で水のなかを浮き沈みながら漂っている。当初発見した際は不気味に思い、クリニックに相談すると粘血便の存在を教えてくれた。そのときは原因が分かってほっとしたものの、それが出ることはあまり良い兆候ではないことも知り、より鮮明に覚えていた。

病院にいると何かと内省的になる。自分の粘血便に目を向けながら、もうかれこれ十年近く硬いうんこをしていないなと回想した。思えば二十代の発症前は軟便とは縁遠く、逆に便秘症で三日に一回の排便が普通だった。出てくるうんこは大体硬く、力みながらの排便だったので切れ痔になり、排便時の出血は見慣れるようになっていた。

それから数年が経ち、結婚し、三十代となって子供を授かり、見慣れたうんこと出血は自分の個性だと信じて疑わなかったが、三十代半ばになると軟便が混じるようになり、それでも出血していたので何かの病気ではないかと心配になり、初めての大腸カメラによって難病と診断された。

それでもまだ硬いうんこは出せていたが、次第に軟便と硬便が入り交じるようになり、徐々に軟便が大勢を占めるようになった。それまで一日一回以下の排便回数が一日数回となり、さらに切迫便意が加わり、排便後も頻回便となり、またすぐトイレに行くような体質になった。

そして直近の五年では全く硬便は出なくなり、粘血が混じったゆるい便がわたしのうんちとなった。

健康時であれば一日一回以下の排便で済んでいたのに、今では一日二十回以上もトイレに行っている。その変遷は長い歳月のなかで徐々に移り変わっていき、その分、自分のなかでは受け入れやすいところもあったが、やはり改めて考えてみると、その変貌は異常だと言うほかなかった。

ちなみに、うんことうんちを混在させながら記しているが、ここでは硬い便を「うんこ」、柔らかい便を「うんち」と呼称している。以前はＳＮＳでその呼び名の違いには理由が存在していると話題になったことがあったが、その後に確証のない情報だったと打ち消され、明確な違いは出典されていない。わたしの独断的な印象だということをお許しいただきたい。

トイレを済ませベッドに戻り、横になってお腹をさすりながら空に目を向ける。

また健康になれる日は来るのだろうか。硬いうんこができる日は来るのだろうか。不眠の頭で思いを巡らせた。スマホを握りしめながら、同病同志の闘病記に目を通していく。やはり同志も同じような排便問題を抱えており、苦しんでいた。これがこの病気なのだと思った。

だがこれで大腸を失うことになれば健康的な排便はおろか、それ以前の異なる問題に発展してしまう。まずは大腸を失わないよう治療に専念するしかない。良からぬ想像を巡らすより、まずは目先の治療をがんばろうと自らを鼓舞した。

また急に襲ってくる便意でベッドを降り立った。前回のトイレから一時間も経っていない。点滴スタンドを引きずりながら小走りでトイレに向かう。いつものトイレが使われていたので仕方なく違う扉を開けるが、そこにはまたもやうんこが流し忘れていた。

あまり見ることのない立派なバナナうんこだった。流したあと、地団駄を踏みながら便座を拭き取り、慌てて用を足す。腹の痛みに顔をゆがめながら、こんな立派なうんこをしたのはいつだっただろうと、トイレの壁を見つめながら思いを馳せた。

○クリスマスプレゼント

入院から一週間が経過するも、依然予断は許されない状況だった。

毎朝の採血の数値も悪く、主治医の表情が冴えない。L－CAP二回目のあとでも数値は改善しておらず、並行して新たな投薬治療が検討された。それに備えるために結核の検査を行った。新たな治療で使用する製剤が強力に免疫機能を抑制してしまうため、通常なら問題ない細菌や、とくに結核菌を再活性化させてしまう恐れがあるからだった。

依然不眠と絶食は続いており、もはや生活が破綻していた。この頃にはステロイドの異なる副作用も出現しており、顔が丸く腫れあがる、いわゆる「ムーンフェイス」になっていた。眠剤は飲んでもどうせ眠れないので、処方されていたが飲まなかった。そのお陰で翌朝以降のヨレから解放され、何とか院内を歩き回れるくらいの思考力は確保できた。体重は健康時から六キロ減り、五十八キロになっていた。

これからL－CAPに挑む。両腕に麻酔シールを貼って注射対策を施す。回数を重ねるたび要領は良くなっていき、うまく血管が出るよう腕を温めるなど事前準備は万全だった。見慣れた看護師が笑顔で出迎えてくれる。何人かの透析患者とも仲良くなり、互いに労いの言葉をかけあった。

血液を濾過しながら天井の一点を見つめて物思いにふける。これが効果の出始める三回目のL－CAPだった。主治医の話では、明日の採血結果と諸処の検査によって治療方針を決めていくらしく、いわば山場を迎えていた。

不眠を引きずりながら翌朝を迎える。毎朝六時半になると看護師が採血に訪れる。今日も定刻にベテラン女性看護師が顔を見せた。

「おはようございます。今日も採血しますね。どちらの腕にしましょう」

わたしは両腕に点在している注射痕を見ながら言った。

「じゃあ、いつも左腕で数値が悪いから右腕からお願いします。それに左は少し痛くて……」

「血管が硬くなってしまっているのかしら。良いわよ。右にしましょう」

看護師は手慣れた様子で止血バンドを腕に巻き、消毒しながら言った。

「良い結果が出るといいわね。今日はＣＴ検査もするから時間になったら呼びに来ますね」

話しながら針が刺されたが、痛みは全く感じなかった。

「上手ですね。ぜんぜん痛くない」

「あらそう。いつもどおりだけど――。もしかしたら少し早いサンタさんの贈り物かもしれないわね」

そこで今日がクリスマスイブなのだと気がついた。些細なことかもしれないが、代わり映えしない毎日の出来事を考えると、貴重な贈り物に思えた。

フロアに充満する朝食の匂いを吸い込みながら、スポーツドリンクを胃に流す。頭は今日の検査で一杯だった。これでＬ－ＣＡＰの効果が見られなければ、悪い局面に突入していく。まだ生物学的製剤が残ってはいるが、あとがなくなっていく。身体の調子はいまだに悪い。それに不眠が続き、思考回路は沼へ沈み込んでいた。悪い想像しかできなかった分、検査結果におののいていた。

看護師に案内されＣＴ検査を済ませた。あとは結果を待つだけだ。夕方の回診の際には聞けるだろう。ベッドに横になりながら、そのときを待った。

夕焼けが空を黄金色に染めていた。その光景に目を奪われているとその音は近づいてきた。主治医の足音は特徴的で離れた場所からでもその音が分かる。廊下の床を鳴らしながら主治医が近づいてくる。ベッドの上で拳を握りながら思わず正座になった。医師が顔を見せ、矢継ぎ早に話し出した。

「朝の採血とＣＴの所見では効果が出ていると見て良いでしょう。時間はかかりますが内科的治療を継続していきましょう」

良い話なのだろうと思いながら、念のために確認する。

「――では大腸は温存していても良いということでしょうか」

「予断は許しませんがそういうことです。生物学的製剤による治療も並行しながら進めていきましょう」

拳を握りしめ、雄叫びを上げた。このときばかりは倦怠感が吹き飛び、目の前が明るく開けた。何よりも治療の効果が出ていることが分かり、沼から顔を出せたことが一番の喜びだった。

一時はこのままどうなるのか不安に押しつぶされそうになったが、朝の看護師の話のとおり、少し早いサンタのクリスマスプレゼントが届けられた。

すぐに妻に電話した。

「治療の効果が出てるって！　大腸とらなくていいって！」

「――本当？　良かったね！　ほんとによかった……」

妻の声が涙交じりになっていた。心配をかけていたのだなと思った。苦しんでいるのは自分だけではなく、妻や家族にも同じ苦しみを背負わせていたのだと、あらためて気づかされた。

「ごめんね。色々心配かけて。あとは、しっかりがんばるからさ――」

「子供たちも心配しているのよ。お父さん大丈夫って。少し話してみる？」

子供たちとは毎日メールでやり取りしていたが、声を聞くのは久しぶりだった。とくに娘は反抗期に突入しており、わたしとはろくに口を利かなかったが、このときばかりは応援してくれた。クリスマスを明日に控えてプレゼントの内容を聞いたり、近況を聞いたりと、子供たちとの会話の時間はあっという間に過ぎていった。

「それじゃ、また連絡するよ」

妻に言って電話を切った。久しぶりの家族との時間に胸が熱くなった。今日までに失った熱量を取り戻したようだった。これでまたがんばれる。相変わらず寝ることはできなかったが、夜空に目を向けながら、大事に至らなくて良かったと胸（腸）を撫で下ろした。

翌朝になるとさらなるプレゼントが届いた。

朝の回診で医師から、本日の昼食から食事を開始することが告げられた。これには気分が爆上がりした。二週間ぶりの食事である。とは言っても重湯からのスタートだったが、口から食事が摂れるとあって脳汁があふれ出した。

昼になり食事が運ばれた。

トレーに置かれていたのは予想どおりの重湯を始めとした低残渣《ざんさ》食だったが、まずは食事を前に正座をして、生唾を飲み込んだ。そしてお椀の蓋を取り除き、立ち込める香りを余すことなく嗅ぎ取った。全身の毛穴が開いて細胞が小躍りする。重湯を手に取り口元に運ぶ。初めて口にする食べ物のように慎重に少量の重湯を流し込んだ。

甘い――。思わず目を瞑った。ほぼお湯で噛み砕くものはなかったが、一気に多幸感に包まれる。それから背中に高揚感が立ち上り、それまで休眠していた臓器が脈打ち始めた。血が熱くなり、時間がゆっくり流れるようになった。イスラム教で行われるラマダーン（主に断食の意）を思い出し、空腹や自己犠牲を経験することによる学びを理解した。今なら世界平和を大声で唱えられるような壮大な気持ちになっていた。

柔らかく煮た大根を箸で取り上げ、上あごと舌で押しつぶす。一気に出汁の香りが顔を包んだ。それから甘味がやってきて、最後に少しの辛味が全体の大根の味をまとめていた。人生で初めて大根の偉大さを知った。このときから大根の虜となった。

ゆっくりと、そしてあっという間に食事の時間が終わった。食事でこんなにも感動するのだと人生のなかで初めて知った。また、その感動と同時に、絶食中には食事の香りをおかずに飲んでいた水が、ただの水の味に戻った。それまで何の食材だろう、何料理だろうと想像しながら水を含むことで水の味と料理の香りを同化させて味わっていたが、食事が再開されたことで当たり前のことだが、水がただの水の味に戻ったのだった。

夕食はクリスマスだからなのか、豪華に金目鯛の煮つけが登場した。当然薄味で普段なら味気ない食事だったが、プレゼントを受け取って歓喜の雄叫びをあげる子供よろしく、拳を握りしめた。サンタさんはいる。サンタクロースは本当にいるのだとこのときばかりは思わずにはいられなかった。

○医師の宣告①

クリスマスから二日後——

いいことばかりは続かない。期待すると落とされる。これは自分の人生においての悟りでもある。だから謙虚に生きてきたはずなのに、今回も奈落の底に突き落とされた。

その日の朝はいつもどおり採血し、そのあとにＬ－ＣＡＰの四回目を行った。そして病室に戻ってベッドに横になっていると、いつもの足音に慌ただしさが加わり、主治医が訪れた。どうやら改善傾向にあった数値が増悪《ぞうあく》傾向に転じているらしく、明日に大腸カメラを含めた諸検査を行うと言い渡されたのだった。

一気に気持ちが沈み込む。誰かに弱音を吐きたくて妻にメールしたが、しばらくの間が空いたあと、そういうこともあるから一喜一憂しないで前向きにがんばろう、といった内容の返事が届いた。

前向きに——とは言え、残された治療方法は限られていた。L-CAPは引き続き継続しながら生物学的製剤を並行して投与していく。仮にそれでもだめなら残された手段は大腸全摘出となる。そこは何としても食い止めたかった。

その日からまた絶食が開始された。感情の起伏によって腹痛も増し、不眠も酷くなった。それでもスマホを握りしめ、同病同志のSNSを読みふける。そしてまたメンタルが沼に沈み込んでいった。

変わらず一睡もできないまま太陽が昇り始め、窓一面に朝焼けが広がった。より増した腹痛に耐えられず、ナースコールを押す。大粒の冷や汗が頭から滴り落ちる。貧血なのか、ベッドから身を起こすと急激なめまいと吐き気が襲ってきた。痛み止めを点滴するが効果は表れず、検温すると三九度台を示していた。医師がすぐに内視鏡をしましょうと当初の予定時刻よりも前倒しで検査を入れた。歩けない身体で車椅子に乗せられ、検査室に運ばれる。力の入らない身体でベッドに横になり、内視鏡が入れられた。いつもならモニターを見る余裕があったが、そのときは虚脱感から床に目を落としていた。

　検査が終わり、一旦病室に戻されるも、すぐに別室に呼び出された。車椅子で面談室に運ばれる。すでに医師が内視鏡の写真をパソコンに映して待機していた。車椅子が医師と対面するように停止すると、間を置かずに医師が話し始めた。

「率直に申し上げます。今のあなたの大腸は今にも穿孔《せんこう》（穴が開くこと）しそうな状態で大量出血しています。いつ――、いや今この時点で穿孔していても不思議ではない状態です。生命にとっても深刻な状態で輸血も必要です。すぐにでも手術をして大腸を取り出す必要がありますが、明日いかがでしょうか。ご家族はご在宅ですか。可能なら今から病院に来ていただいて説明したいのですが」

　――明日？　大腸を取り出す？　頭が混乱して言葉が出なかった。その事実をあらためて頭に並べて整理してみるが、やはり受け入れることができない。医師に向いた。

「もし手術をしたくないと言ったらほかの治療はありますか？」

「はっきり言えば、ありません。今のあなたの状態で闇雲に手術を延ばせば、生命に関わってくる問題にもなるでしょう」

「先生――家族と相談したいので十分《じゅっぷん》で結構です、時間をいただけませんか」

　その場をどうにか離れたくて無理を言って離席した。心配する看護師を横目に車椅子から立ち上がり、意味なくフロアーを歩き回る。急激なめまいに襲われ、談話室のソファーに腰をかけた。うなだれながら、これは夢だ、夢だよなと、目を瞑って頭を振ってみたが、それは間違いなく現実で、談話室横のテレビからはコロナウイルスの蔓延によって医療崩壊の瀬戸際だと医師会が訴えていた。

涙が込み上げてきて、うなだれた目から床に落ちた。なんでこんなことになってしまったのだろう。何度も自問自答してみたが、自分を責める以外の答えは見つからなかった。スマホを握りしめる。妻の番号を呼び出しコールすると、数コールで声が聞こえた。

「もしもし――どうしたの、もしもーし、おーい」

言葉が詰まって声が出なかった。妻の応答を求める声が聞こえる。声を絞り出した。

「切ることになった……」

「えっ、何?」

「命に関わるんだって……ごめんな……こんなことになって」

嗚咽が邪魔して声が震え、短い言葉しか出てこなかった。だがそれで妻も察したのか、互いの無言が続いた。目から鼻から涙がこぼれ落ちた。しばらくの間、二人でむせび泣いた。

面談室に戻り、これから妻が来ることを先生に伝えた。明日の手術よろしくお願いします。先生に深く頭を下げた。

妻が病院に到着すると、内科の主治医が執刀医を連れてきた。今後の主治医は執刀医となる。妻と二人で椅子に座り、膝に拳を落とし、背中を丸めながら担当外科医のリスク説明を聞いた。腹腔鏡《ふくくうきょう》による手術で大きな傷にならず回復が早いこと、また一時的にストーマ（人工肛門）を造設するが、術後の経過が良ければ小腸と肛門を吻合《ふんごう》（繋げること）して肛門から排泄できるようになることなどが説明された。

妻と面談室を出て談話室のソファーに腰を下ろした。対面するのは一週間ぶりだった。妻はわたしの痩せ細った身体に目を向け、痛々しい表情を浮かべていた。多くの言葉は交わさなかった。明日の朝八時から手術が始まる。明日のこの時間には手術を終えているのだろう。わたしと妻はただ手を握り合い、しばらくその場にたたずんでいた。

○第一期手術

夜な夜なネットで情報収集していたため、一通りの知識は把握していた。

一時は現実を受け入れられずに取り乱したが、夕方には落ち着きを取り戻していた。明日の手術で大腸は失うが、見方を変えれば病根《びょうこん》である大腸を取り出すことで、好きな物も食べられる。大腸機能がないことで漏れやすい体質になるかもしれないが、そこは対処しながら個性だ

潰瘍性大腸炎の手術計画

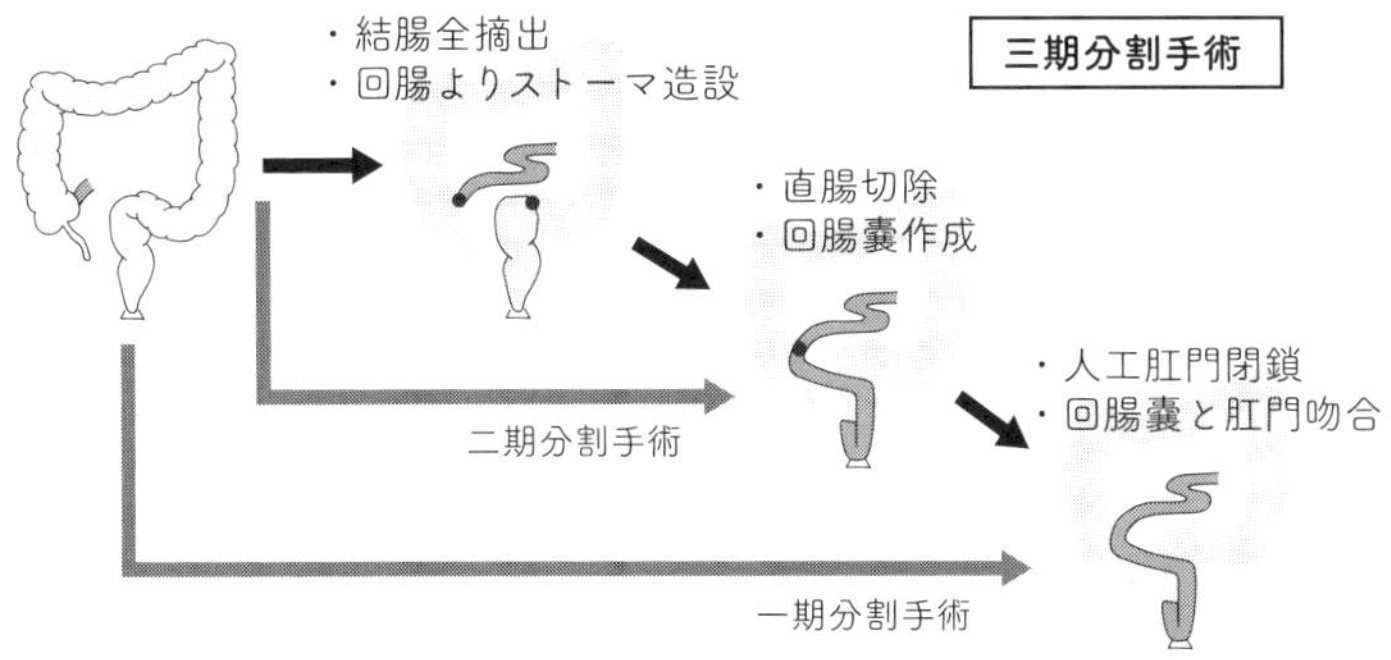

と割り切ることもできる。新たな自分と向き合うしかない。無理やり気持ちを一新させた。

執刀医の説明によると、手術は三期で予定されていた。明日の第一期では直腸を残した大腸（結腸）を全摘出し、小腸の末端である回腸によってストーマを造設する。第二期手術では直腸を切除すると共に回腸で大腸の代わりとなる袋（回腸嚢《かいちょうのう》・Jパウチ）を作成し、肛門と吻合する。ストーマは新たに造設する。そして最後の三期手術ではストーマを閉じ、肛門から排便ができるようにする。

全部で三回の手術を半年のうちに済ませる計画だったが、今まで手術とは無縁だった身からすると、素人がいきなりエベレストに挑戦するほどの高い頂に思えた。それに人工肛門を造設するとあって、このときの知識はまだ浅く、いよいよ障害者になるのかとおののいていた。

不安だったのは、執刀医が口下手ということもあり、きめの細かい説明がなかったことだった。分からないことは聞いてくださいというスタンスだったが、こちらは何が分からないのかも分からず、頭から湯気が出ている状態だった。

執刀医から受け取った手術説明書を読み返してみる。そこには手術に伴う合併症と題され、その可能性の数値と細かな説明が記されていた。

――腸閉塞《ちょうへいそく》。その文字に目が留まり、にわかに身震いがした。SNSでもこの腸閉塞は広く、そして深くに語られている。闘病記に感情移入しすぎて、その治療や苦しさまで、想像の域で吐き気を催せるほど熟知してしまっていた。

お腹の手術をすれば、組織の再形成が行われる過程で必ず癒着する。これは手術を受ければ絶対に避けては通れない道である。だがその際に不幸にも腸が捻れ、あるいは折れ曲がっている状態で癒着すると、その部分で内容物が詰まり、閉塞してしまう。そうなれば激しい痛みや吐き気などを起こし、生き地獄とも呼ばれるイレウス管が入れられ、最悪は再手術となるケースもある。――どうか術後の予後が無事でありますように。強く祈らずにはいられなかった。

夕方には入浴が許可された。実に二週間振りの入浴とあり、入念に洗髪をして身体の隅々まで垢を洗い流した。

夜になるといよいよ明日の手術の実感が湧いてきて、不安に襲われた。手術時間は五時間ほどが見込まれている。全身麻酔も初めてだし、どのような流れで手術するのか見通せずに不安だった。事前情報によれば、手術の翌日から腸閉塞予防のために歩かされるということが分かっていたが、断片的な情報では手術前から後までの流れがいまいち把握できず、それがかえって不安を助長させていた。

そのときタイミング良くなじみの女性看護師が顔を見せた。

その女性看護師は中堅で経験値が高く、勤勉だったので知識もあった。聞きづらいことでも心情を察するのがうまく、聞いたこと以上の回答や助言を与えてくれる。ことあるごとに相談していた存在だった。話を聞くと、明日の手術の準備で訪れたようだった。

「明日の手術でストマ（ストーマの略語）を造るからその候補場所をマーキングさせてね」

わたしは言われたとおりにお腹を出し、それに応じた。看護師は腹にマーカーを突き立て、ヘソを中心とした四隅の脇腹に黒い丸を記していった。いい機会なので色々と聞いてみようと思った。

「なんで今回の手術で人工肛門をつけないといけないんですか？」

「切除部の養生って意味だと思うわよ。腸を切除して縫合した場所をかばうためにその部位より上流にストマを造って腸の内容物をそこに流さないようにするの。そうすれば縫合不全は起きにくいし、仮に縫合不全になってもその後の腹膜炎《ふくまくえん》が軽く済むみたい。人によっては一期手術で大腸摘出から小腸と肛門吻合までストマを造らずにする人もいるけど、容態の悪い人は何期かに分けて手術しているみたい」

「じゃあぼくは容態の悪い人になるわけですね」

「まあそういうことになるわね」看護師は苦笑いで返した。

「明日は手術が終わると、この病室に戻ってくるんですか？」

「たぶんＩＣＵだと思う」

「ＩＣＵってどんなところなんでしょう。ドラマとかではよく聞くけど」

「集中治療室だから病床数が少なくて集中的に管理されるところかな」

「この病室と違って何か制限はありますか？」

「そうね。携帯電話の持ち込みができないから通信はできなくて、あと許可なくＩＣＵからは出られないかな。ごめんね。あまり上手く説明できなくて」

「いいんです。明日の手術とそのあとの流れがあまり見えなくて少し不安で――。ところで、このマーキングの四カ所のうち、どこにストマができるんですか？」

「手術の流れによって先生が設置場所を決めるから今は何ともね……色々と不安はあると思うけど大丈夫。あまり心配せずに臨んでくださいね」

看護師も忙しいらしくゆっくりと聞くことは叶わなかったが、少しでも話せたことで不安は和らいだ。

ＩＣＵにスマホが持ち込めないとの有益な情報を聞き、今のうちに近しい人間に手術することを報告しておこうと思った。親族をはじめ友人や会社にメール連絡していく。とくに信頼する友人には万が一のことを考え、頼み事をした。すぐに返信があって縁起でもないと叱責されたが、自分にとっては必要なことだった。

今夜も眠れる気がしなかった。しかしどうせ明日になればいやでも全身麻酔で眠ることができる。今日は、妻よりも長く、四十年以上も連れ添ってきた大腸を感じながら夜を明かそうと思った。

お腹に手を置いたまま夜空に目を向けた。子供の頃におならをしてライターの火にかけてみたこと、便器に収まりきらないような立派な一本糞をしたこと、拭いてもティッシュにつかないくらいきれいなうんこをしたこと、様々な思い出が夜空に映されていた。いずれも元気な大腸じゃなければ叶わない、かつての思い出だった。

もう明日から硬いうんこを見ることはない。大腸との最後の時間。ずっとお腹をさすっていた。ありがとう。ありがとう。粗末にしてごめんね。ありがとう。

夜が明け、六時を過ぎると起床時間となってフロアーが慌ただしくなった。いよいよ手術が目前となり、武者震いが背中を駆け上がった。

○手術（一回目）

時刻が七時を回ると看護師が代わる代わるやってきた。

血栓予防の措置や絶食の確認など慌ただしく行われる。看護師の一人が綿棒を取り出した。臍《へそ》の掃除をするという。理由を聞くと、手術のときに臍から腹腔鏡のカメラを入れるらしく、感染症を予防するために掃除が必要なのだという。くすぐったい感覚に耐えながら、ここにもメスが入るのかと、深い溜息をついた。

見慣れない研修医が顔を見せる。手術前の点滴ルートの確保は、研修医の役割らしかった。辿々《たどたど》しい手つきで太い注射針が入れられる。スムーズに一回で入り、良い幸先だと感じていた。

八時からの手術を控え、妻とは七時半に談話室で待ち合わせしていた。あとは手術室に向かうだけだった。七時半になると看護師に一声かけ、談話室にいるからと妻のもとに向かった。

妻は五分遅れでやってきた。昨日会ったばかりなのに、顔を見ると心強く感じる。妻には今まで強い自分を見せてきたように思うが、今は初めての注射を怖がる幼児のように、怯える自分を見せていた。隣に座るが会話はない。

ただ手を握り合って看護師が迎えにくるのを待った。時計の針が一分一分と進んでいった。

いよいよ十分前になったとき、恐怖が込み上げてきた。

「――こんなこと言うと情けないけど、やっぱり怖いな……」

妻が横顔を向ける。

「怖いのなんて当たり前だよ。逆に怖くない人がいたら、その人のほうが変人だよ」

「たしかにそうだね」

「あとは手術室に入ってしまえばタイムスリップして起きたら手術終わり。それも無事にね――」

「はは――そうだといいね」

「それ以外の想像できないよ」

それから沈黙が一分ほど続いた。もう時間だった。最後に強がりを言おうと思った。

「もし仮に自分に何かあったら親友に色々とお願いしているから頼ってね。あと――できれば摘出した大腸の写真を撮ってもらいたい。今後色々とネタにできるかもしれないからね」

「何もあるはずないじゃない」

妻の表情がにわかに強ばった。

「ほら、形式的な引き継ぎだよ。これ一度言ってみたかったから」

シリアスになった場を打ち消すように、ごまかした。

「あなたは無事に手術を終えて、無事に成功して、無事に退院する。それ以外は想像できない。だけど大腸の写真は撮るように努力する。あなたの大切な相棒だからね」

「いつもありがとう。頼りになるよ。術後はＩＣＵに入るらしいから、しばらくは連絡とれないと思う。子供たちの世話一人で大変だと思うけど、よろしく頼みます」

思いの丈を伝えると、看護師が迎えにきた。妻も手術台の手前まで同行できるらしく、共に手を強く握り合いながら手術室に足を向けた。付き添いの看護師から手術担当の看護師に引き継がれる。手術担当の看護師が会釈した。

「本日はよろしくお願いいたします。今回担当させていただきます。あら、奥様と仲良しですね。しっかりと手を繋いで――」

わたしは照れながら答えた。

「怖がりなだけです」

看護師はわたしの緊張を解すように雑談を挟むと、早速ですが、と表情を変えて手術の流れを話し始めた。言われるまま手術室内の別室に案内され、麻酔科の先生が数名登場する。二倍速再生のように内容を話し出し、目前に数枚の用紙を並べられた。これから使用する麻酔のリスク確認書類だった。ざっと目を通し、機械的にサインする。あとはまな板の鯉。運命に任せるしかない。

では、と看護師に促されて手術台に向かう。妻とはがっちりとした握手とハグを交わし、ここで別れた。一人になると急に心細くなったが、ほどなくして手術台に到着した。

手術室内を見渡す。高鳴る心拍を深呼吸で鎮める。看護師に誘導されて手術台に上ると、先ほどの麻酔科の先生数名が現れた。

「それではこれから硬膜外麻酔《こうまくがいますい》の準備を行っていきます」

看護師が言うので、もう意識を失いますかと確認すると、全身麻酔とは別に「硬膜外麻酔」の処置をするという。硬膜外麻酔とは、脊髄を包む硬膜の外に針を入れ、そこに鎮痛薬を流すことで局所の痛みを緩和する麻酔だ。その針を入れるため、まずは事前麻酔をするという。全身麻酔の前の麻酔の麻酔――。すぐに理解できず首を傾げたが、言われるとおり手術台の上で背中を丸めた。

背中に麻酔の麻酔が入れられる。じんわりと周囲が熱くなった。麻酔科の先生の掛け声で硬膜外麻酔の針が入れられる。厚い紙に針を通すような抵抗を背中に感じ、鈍痛が襲ってきたが、すぐに終わった。ほっとしていると執刀医が現れた。

「それではこれから腹腔鏡下で大腸亜全摘手術と回腸による人工肛門造設術を行います。眠くなる薬を入れていきますので、仰向けになってください」

いよいよかと思い、恐る恐る仰向けになる。緑色の手術服を纏《まと》う医師に囲まれた。口に酸素マスクを被せられる。手術前に研修医に入れてもらった点滴ルートから麻酔薬が注入された。暖かいなと思っていたら、そこで気を失った。

――しばらく長い夢を見ていたように思う。気の合う友人らとお花畑を歩いている夢だった。気分は最高で童心に戻ったようにはしゃいでいた。こんな気持ち久しぶりだなと思っていたら、外から声が聞こえてきた。

「――終わりましたよ」

ハッと目を覚ました瞬間、口から挿管具《そうかんぐ》が取り外された。一瞬で現実に呼び戻される。朦朧《もうろう》としている目で看護師の話を聞く。手術が終わり、これからＩＣＵに搬送されるようだ。わたしは咄嗟に看護師に聞いた。

「手術は成功しましたか？」

看護師は笑顔を向け、大丈夫ですよ、お疲れ様でした、と言った。時計に目を向けると十四時前だった。もう五時間も経過していたのだと驚いたが、気分はすこぶる良好だった。それまで抱えていた不眠による倦怠感がすべて吹き飛んでいた。

ストレッチャーに乗せ換えられ、搬送される。ＩＣＵの前で一旦止まると、看護師が妻を連れてきた。

「無事に終わって良かったね」

妻がわたしを見下ろしながら言った。

妻の言葉を聞いて、無事に終わったのだと実感が沸いて胸が熱くなった。妻に笑顔を返すと、ストレッチャーはＩＣＵのなかに運ばれていった。

○集中治療室（ＩＣＵ）

ＩＣＵ内を見渡す。室内にはカーテンで仕切られたベッドが四床あり、精密機器が並べられている。すでに一人、おばあちゃんがいた。おばあちゃんは、新しい人が来たね、よろしくね、と言ったが、わたしは声を出すこともできずに窓側のベッドに移された。

心電図や酸素マスクなどが取りつけられていく。ベッド横に配置されたモニターにはわたしの心拍数が反映されている。常に看護師が二人常駐しているようで、声をかければすぐに対応できる距離にいた。

集中治療とは、「生命の危機にある重症患者を二十四時間の濃密な観察のもとに、先進医療技術を駆使して集中的に治療するもの」と定義されている。実際にも高度と思われる診療機器が配備されており、看護師らも緊張感があるようだった。

さっそく身体を確かめてみる。

今の状態でどこまで動けるのだろうか。身体に力を入れて左右に動いてみようとしたが、一切動かない。顔と首は動いた。腕と手も大丈夫。腹を中心とした身体は一切動かなかったが、強く念じれば、足の指は辛うじて動かすことができた。

その姿を見ていたのか、担当看護師が言った。

「今はまだ動けないと思いますよ。何か必要なものがあったら遠慮なく言ってくださいね」

わたしは喉を確かめながら言った。

「お水いただけますか。喉がいがらっぽくて――」

「ごめんね。お水は先生の許可がないと飲めないの」

「どれくらい飲めませんか」

「たぶん二、三日だと思う。うがいだけなら今できますけどします？」

挿管具を入れていたからか、喉に何かが引っかかっているような違和感があった。看護師の厚意に甘え、お願いすることにした。

「少しベッドを起こしますね」

その声と同時にベッドの上部が上がり始めた。その瞬間、激痛が身体を襲った。慌ててリモコン操作を止めてもらう。少し腹筋に力が入ったようだった。痛みは覚悟していたが、この程度で激痛が走るとは思ってもいなかった。

看護師が水差しを口に運ぶ。わたしは仰向けの状態で水を含み、乾ききった口内を丹念に潤してから看護師が手にしたカップに吐き出した。潤いが口中に広がる。しかし喉の違和感は解消されなかった。軽く咳払いするだけでも激痛が襲う。しばらくはこの違和感と付き合うのだなと覚悟した。

一通りの準備が終わり、窓の外に目を向ける。そこには晴天が広がっていた。最高の気分だった。べったりと貼りついていた倦怠感が嘘のようになくなっている。呼吸をするだけで気持ちいい。これはまだ麻酔が効いているのか、あるいは睡眠で脳を休ませることができたからなのか、とにかく全能の神になったような気分で、世界が平和になればいいなと空に目を向けていた。

しばらくすると執刀医が顔を見せた。手術の状況などを話しながら掛け布団を捲り、ストマの状況を確認していった。それでわたしはストマがついたことを思い出し、執刀医が立ち去ったあとに、そっと腹部に手を回した。

手の指を恐る恐る腹に這わせる。傷跡を塞いだいくつかのガーゼとチューブがあった。さらに指先を移動させる。ビニール質の袋状のものがあった。ストマのパウチだろう。その辺りを慎重に触ってみたがストマの感覚は一切なかった。腹筋を使うことができずに目を向けることができない。ただ自分の身体にストマがついたのだと認識しただけだった。

今日はここまでにしておこう。麻酔で夢と現実の境界をさまよっていた。明日から歩行が開始される。ゆらゆらと揺れる目で天井を見上げながら、大手術を乗り越えた達成感に包まれていた。

○術後歩行

手術から一夜が経過した。

手術当日の夜は麻酔によって夢と現実をさまよい、独り言を繰り返し、何度も看護師を驚かせた。しかしずっとまどろみのなかにいたので睡眠は足りていた。所々で寝落ちできていたからだった。

今日も朝の八時になると執刀医が顔を見せた。傷口のチェックをしていく。今日から歩いてもらいますと告げられ、いよいよ来たなと思った。歩行を終えたら水を飲んでいいと許可をもらい、気分が一気に上がった。

九時半を過ぎて看護師が交代すると、早速歩行が開始された。体中に繋げられているコードやチューブを看護師が整理していく。ベッドが起こされ、腹に激痛が走ったが、腕の力を最大限に使いながら身体を起き上がらせる。痛みで呼吸が浅くなるが、何とか足を床に落としてベッドに座ることに成功した。

介助の看護師が口を開く。

「痛いでしょう。昨日の今日ですものね」

「分かってはいましたが想像以上の痛みですね。くっ、しゃべると痛い――」

「みなさんそう言います。でもがんばりましょうね」

「そのあとに水が飲めるのですから、いくらでもがんばれます。それはそうと、昨晩から度々お尻から何か出ているような感覚があるのですが、ストマついているのにそんなことあります?」

「ストマがついていてもお尻からは出ることはあるみたいですよ。まだ直腸も残っていますし」

「そういうものなんですね」

「戻ったらキレイにしましょうね」

看護師の助けを借りながら床に足をつける。さらにも増した痛みが腹部を襲った。がんばってくださいと看護師に鼓舞されるが、耐えられずにベッドに腰を下ろした。息を整えてから再度腰を上げる。点滴スタンドを頼りに腕の力で立ち上がる。何とかスタンドに寄りかかりながら立ち上がることができた。

「この状態で歩けるものでしょうか」

「大丈夫です。わたしが腰帯を掴んでいますので歩いてみましょう」

スタンドに掴まりながら一歩を踏み出す。一歩と言っても正確には半歩だったが、足を引きずるようにして何とか前に歩みを進めた。身体から垂れ下がった各種のチューブがジャラジャラと揺れる。これを歩いたら水分が待っていると言い聞かせ、身体にむち打つ。一周五十メートルほどのフロアーを必死に進んでいく。みながその姿を見て道を空けてくれる。何とか一周を歩ききり、ベッドに戻ってきた。

「わしのような老いぼれはいつ逝ってもいいが、あんたのような若い人は早く元気にならんといけん。がんばるんじゃぞ」同室のおばあちゃんが話かけてきた。

どうやらおばあちゃんは半月以上ＩＣＵにいるらしく、どうせ退院しても一人だからリハビリで無理するよりこのまま入院させてほしいと話していた。その会話を聞いていた看護師が口を挟み、そんなこと言わずにリハビリがんばりましょうと声をかけるが、おばあちゃんは無言になって窓の外に目を向けた。

わたしは約束していたとおり看護師にお金を渡し、水分の許可を受けたときから頭のなかに思い浮かべていた、なっちゃんのアップル味とスポーツドリンクをお願いした。

「飲むのは五〇㎖までにしてくださいね」

どうやら一日に飲む水分量に制限があるらしく、ジュースを渡されるときに釘刺された。思わぬ伏兵に舌を打ってしまったが、決まりならしょうがない。

少し歩けたことで身体がほぐれたのか、ベッドの背にもたれることができた。計量カップを借りてアップルジュースを正確に五〇㎖のラインまで入れ、口をすぼめながら時間をかけてチビチビと吸引していった。

口のなかの細胞が目覚めていく。甘さが舌を中心に放射線状に広がっていった。目を閉じると、歴代のなっちゃん（女優）が手を振っている姿が見えた。グイッと残りを飲み干してしまう衝動にも駆られたが、チビチビ飲んでいるほうが賢明だと自分に言い聞かせた。それまで子供の飲み物だと目も向けなかった、なっちゃんシリーズだったが、なぜこれがロングランで人気商品なのか、今なら分かる気がした。

ジュースに舌鼓を打っていると、看護師が替えの入院着を持ってきた。これから着替えるという。ベッドがフラットに戻される。「まずはお股を洗浄しましょう」。着ていた前開きの入院着がはだけられ、オムツを履いた自分の身体が露わにされた。所々に被せられたガーゼからチューブが伸びている。自分から見て臍の右側にストーマパウチがついていた。

わたしは言われるままに従った。若い女性看護師は臆することなくオムツを引きちぎった。介護されることが初めてなわたしは複雑な感情となり、思わず目をつぶった。股を中心にお湯がかけられる。すでに着ていた入院着がそのお湯を吸い取るタオル代わりになっていた。恐る恐る目を開くと性器の先からチューブが伸びていた。その性器をつままれて左右に振られながら拭き上げられていく。看護師は至って平然としていた。

「少しお尻を上げることはできますか」

腕の力を使って腰を浮かせると、看護師は汚れていた股を丁寧に拭いてくれた。わたしは気になっていたことを聞いてみた。

「お尻についていたのは何ですか?」

「んー、なんか赤白い粘液みたいなものかな」

「それって正常ですか」

「一応、先生に伝えておくわね」

それが出るときには確かな感覚があった。便とは異なるゼリー状のものが出るような感覚だった。看護師が身体を拭きながら言った。

「出たときは気持ち悪いでしょうから、呼んでくださいね。すぐに拭きますので」

その言葉を聞き、不意に心が熱くなった。看護師の本質を見たような気がしたからだった。

看護師は医療に関する大量な知識を保有する、いわば医者の助手的存在であるが、何よりも第一線の現場で患者を支えるホスピタリティーが求められている。あらためて大変な仕事だと思った。看護師になって挫折する人も多いと聞くが、適性を見られる仕事だと思った。正直、わたしには難しい。それだけに看護師の仕事には深い感銘を受けた。

わたしは下半身を露わにし、いまだ取り除けない羞恥心と自尊心を後ろめたく思いながら、献身的に介助してくれる看護師に心からの「ありがとうございます」を伝えた。

○痛みと麻薬

歩行以外に何もすることがないまま大晦日になった。

主治医は毎朝定刻に必ず顔を見せる。先生に休みはないのかと看護師に尋ねたことがあったが、外科医という仕事にお休みはないそうで、土日祝日でも盆暮れ正月でも特段の予定がない限り、毎日登院して患者の容態確認と指示を済ませて帰宅するようだ。患者が安心して患者でいられるのは、優秀な医療従事者に支えられているからなのだ。

ただこの日はそんな暢気《のんき》なことが言えないくらいに痛みが激しかった。昨日から歩行を開始して以降、身体が目覚めたのか、度々激しい痛みに襲われていた。この痛みのまま今日も歩行をしなければならない。歯を食いしばりながら、昨日と同じフロアを何とか一周歩いた。

ベッドに戻るとさらに痛みを感じるようになった。普段はあまり要求しないほうだが、やむなくお願いすることにした。

「――痛み止めって強くなりませんか」

わたしはかねてから薬事に少し興味があり、独学だが薬について度々調べることがあった。

手術後から毎晩問診に来るようになった薬剤師にも自分に投与されている薬などについて尋ね

ていた。

現在痛み止めとして使用している薬剤が「フェンタニル」という医療用麻薬だった。フェンタニルは、手術直前に手術台の上で背中に処置された硬膜外麻酔に使用している薬剤であり、ほかの鎮痛方法と比較しても比べものにならないほど良質な鎮痛効果が得られるとある。

余談となるが、一般的な医療用麻薬でいえばモルヒネなどが代表的だが、フェンタニルはそのモルヒネの約五十から百倍の鎮痛効果があるとされ、海外でも乱用薬物として取り締まりが強化されているものである。

だが、そのような優秀な痛み止めを入れているのに痛みが出ることに疑問があった。担当の男性看護師に尋ねてみる。数少ない男性看護師だったが、親切、丁寧に説明してくれた。

「背中に繋がれているカテーテルが痛み止めのお薬となります。この薬は弱・中・強と三段階に分かれていて、現在は弱になっています。この操作はカテーテルの末端にある薬剤ケースで行えますが、操作は看護師にしかできないので、その際にはおっしゃってください。ではまずは中にしてみましょう」

看護師は特殊な鍵を腰元から取り出し、薬剤ケース付近のメモリに差し込んでひねった。そのメモリの矢印は「中」を指した。看護師が言った。

「――あと、もし我慢できない痛みがあるようなら、このボタンを押してください。効きが早くなりますから」

そのボタンは同じく薬剤ケース付近に備えられ、フラッシュボタンと呼ばれていた。フラッシュには押し出すという意味があり、そのボタンを押すことで薬剤が押し出されて速効に働くのだという。わたしは訝《いぶか》りながら男性看護師に尋ねた。

「この痛み止めは麻薬ですよね。痛いからといってたくさん使ってもいいものなんですか?」

男性看護師はさわやかな笑顔で答えてくれた。

「痛みを我慢するより、痛み止めを使って痛みをなくして生活しやすくなるほうが重要だと思いますよ。例えば痛みがなくなって寝られるようになったとか、動けるようになることが重要です。麻薬と言ってもわたしたちが管理しているものですし、そこまで気にする必要はありません」

この言葉で安心感を得たわたしは、痛みを我慢しないことを決意した。早速教えてもらったボタンをプッシュしてみる。すぐに背中に冷たく流れる感覚があった。するとそれまで強く出ていた痛みが嘘のように消えていくのが分かった。これに味を占めたわたしは、それからも痛みを感じるたびにボタンをプッシュし続けた。

それからしばらくすると、また手術直後のように夢と現実の境目が分からなくなった。起きているのに別の夢を見ている感覚に包まれる。それがいやだと嫌う人もいるようだが、わたしには心地よかった。痛みもなくなるし、微睡《まどろ》みながら時間が過ぎていった。

すると深夜に心電図モニターからアラームが鳴るようになった。ピコーン、ピコーン。慌てて看護師が駆けつける。

「血圧が八〇切ってる。痛み止めとめないと」

慌てて硬膜外麻酔のメモリを操作して痛み止めがとめられた。話を聞くと、痛み止めを多く使用していると鎮静しすぎてしまい、呼吸を忘れて血圧が下がるのだという。

だが痛み止めをとめると、またすぐに痛みが出るようになった。痛み止めを催促する。心電図モニターが血圧の異常を知らせる。それを何度か繰り返していると、朝日が立ち昇った。

「初日の出ですよ」男性看護師が言った。

わたしは夢と現実の境目で初日の出を拝んだ。視界には壮大で金色に光る平原が広がっていた。新年を麻薬による酩酊で迎えることになったが、わたしにとっては何ら平日と変わらない一日の始まりだった。元旦だから病院も静かなのだと看護師が言った。

新年でも変わらず定刻に主治医が現れた。今日の昼から食事が開始されるという。だが食欲はなく、以前のような喜びは沸き立たなかった。

交代の時間になり引き継ぎが始まる。ＩＣＵと一般病棟とは担当が異なるようで初めて会う看護師が担当になった。だがその看護師に交代すると、一転して痛み止めに厳しくなった。メモリは弱に設定され、痛みを訴えても応じてくれない。前任によると痛みを我慢するより……という話だったが、今日の担当は真逆の論理だった。

「血圧が下がるということは、それだけ血流が少なくなります。つまり傷口の治りが遅くなるということです。我慢できるところは極力我慢していきましょう」

そのことで痛みに苦しめられるようになった。この状態で歩行をしなければならない。立ち上がるだけで壮絶な痛みが襲ってくる。呼吸も浅くなる。それでも根性で歩いた。腸閉塞になるのだけは絶対に嫌だった。

痛み止めが抑えられると様々な場所が痛くなった。直腸辺りも何か覚えのある嫌な鈍痛を感じていた。とにかく痛みが強い。動く気力も湧かないし、食欲もなかった。

昼食にはかまぼこと伊達巻きが並び、正月を思わせる献立だったが、半分以上は食べることができずに残してしまった。食べるとすぐに吐き気を催した。

痛みによって何も考えることができなくなり、たまらず懇願して、なんとか「中」にしてもらった。だがそれからも痛みが消えることなく鈍痛が続いていた。痛みに負けて眠ることもできなかった。五分おきに時計に目を向けた。絶望に打ちひしがれた。

お尻からの粘液も度々出ていた。量も多くなっているように思えた。そのたび、申し訳なく思うも看護師に拭いてもらった。聞くとやはり、粘液に血が混じっているようだった。当初は大腸（結腸）を切除すれば大半の人は直腸の炎症や潰瘍は治まると聞いていたのだが……。

主治医は様子を見ると言っている。

ベッドの上で痛みに耐えながら過ごすしかなかった。テレビもスマホもない電子音の響く静かな部屋で、ただ痛みと向き合いながら時計の長針を目で追っていた。進むはずの時計の針がなかなか進まない。生き地獄だった。

○人工肛門（ストーマ）

永遠と思われた時間は夜明けを迎え、日付は三日になっていた。

朝の定刻に顔を見せた主治医が硬膜外麻酔を外すという。わたしは必死に抗って酷い痛みが続いていると訴えたが、長く使用すると依存が出てくるし、それに腸の活動が鈍くなるらしく、潮時だと説得された。聞くところによると術後三日で外すケースが多いらしく、わたしの場合にはたっぷり五日は使用したことを医師に嫌みのように指摘された。

身体を丸めて主治医に背中を向ける。抜くときはさほどの痛みなくすぐに取り外すことができた。

しかしそれだけでは終わらなかった。これから尿道に入れられたチューブを抜くという。このチューブは全身麻酔で眠っているときに入れられており、挿入の記憶はない。この狭い尿道にどうやって入れたのか想像するだけで恐ろしいが、その管を意識あるなかで抜くという。お腹が縮みこんだ。

看護師がゴム手袋をはめてかまえる。わたしは年甲斐もなく怯えた。前開きの入院着がはだけられ、オムツが破かれる。管をぶら下げた股間が露わになる。看護師はチューブの空気を抜いて準備を整えた。怯えながらかまえる。看護師は１２３の掛け声で抜きますねと言った。１――、２――、目をつぶった。３の掛け声と同時に管が一気に引き抜かれた。ああ――。痛みは少なかったが、河童に尻子玉を抜かれたような、筆舌に尽くしがたい感覚だった。

これからは自らの足でトイレに行かなければならない。激痛でまともに動ける状態ではないのに、何度もベッドから起き上がり、トイレに行かなければならない。その苦行を想像すると、一気に気持ちが沈み込んだ。

「せっかくなのでガーゼを交換しちゃいましょう」

看護師がお腹のガーゼをすべて外していった。傷口が視界に飛び込んでくる。腹腔鏡で傷口が最小限だったからか、点のような傷口がいくつもあった。とくに痛みの酷かった脇腹からは、チューブが飛び出していた。看護師に尋ねた。

「このチューブはどのような役割があるのでしょう？」

看護師はガーゼを張り替えながら説明してくれた。

どうやらこのチューブの先が腸の縫合部に留置されていて、そのチューブ先から吸い上げられる排液の色によって経過を観察するのだという。この機能によって術後の出血や縫合不全などの異常状態が速やかに分かるのだという。

だがこのありがたい機能がとても痛かった。少しでも身体を動かすだけでお腹のなかに激痛が走り、その痛みが身体全体に波紋のように広がっていく。この痛みがある限り、ベッドからの降り乗りは容易ではないと思った。それでも尿意を感じたら自力でトイレに行けという……。

落胆しているわたしを横目に看護師が言った。

「そのドレーンチューブは先生が抜く時期を決めるのでもう少しあとになるかな。このままストマパウチも交換しちゃいますね」

ＩＣＵ内では基本身動きしないため、ストマパウチはチューブに繋がれ自動的に外部の袋に排液が流れ出ていた。それによってストマに会うことも触れることもなかったが、パウチの交換とあって初めて自分のストマに会うことができる。看護師の手に好奇の目を向けた。

パウチ面板と皮膚の接地面に剥離剤が塗られ、丁寧に剥がされていく。丁寧に剥がさないと皮膚を傷つけてしまうらしく、看護師は慎重に剥がしている。その姿を注意深く観察する。パウチがすべて剥がされると、紀州梅を彷彿とさせる立派な赤い梅干しがお腹の上に鎮座していた。

「きれいなストマですね」

看護師が言った。それを聞いていた同室の看護師も寄ってきて、「ほんとだ、きれいなストマ」と言った。二人とも若い女性看護師でわたしはどう返答していいのか分からずに苦笑いを返した。この世界にはストマ一つとっても善し悪しがあるのだろう。その基準はまだ分からなかったが、とりあえず褒められたので悪い気はしなかった。

自分のストマを丹念に観察してみる。ストマの先に小動物の口のような穴があり、そこを中心として脈打つよう微細に動いている。ストマの口から排液が出てきたが、自分には何かが出ているという感覚はない。ストマ自体を指で触っても感覚はない。看護師は丁寧に排液を拭き取り、洗浄泡でストマを包んで優しく洗ってくれた。

わたしは看護師の作業を見ながらショックを受けていた。頭では分かっていながらも、お腹に見慣れない異物が存在している。こいつとこれからうまく付き合っていけるだろうか。不安だった。

その夜、ショックを受けて気分が沈み込んだせいか、食事が口に入らなくなった。ショックを受けた自分にもショックだった。思えば、入院する前にはこんなことになるとは想像すらしていなかった。年末年始を楽しむためにカニやイクラを注文し、コロナ自粛でステイホーム生活を満喫するはずだったのに、それがなぜこんなことになったのだろう。頭の理解がついていかなかった。

○医師の宣告②

痛みとストマのショックで眠れないまま翌朝を迎えた。

四日の仕事始めとあり、ＩＣＵ内は喧噪に包まれていた。どうやら新たに三人ほどがＩＣＵに運ばれてくるらしく、わたしは押し出されて一般病棟に移されるようだった。

朝の定刻に主治医が問診に訪れる。痛みの元凶であった脇腹のドレーンチューブを抜くという。うれしさが込み上げる反面、抜く恐怖もあって複雑な気分だった。

医師にお腹を見せる。どうやら麻酔もなくチューブを引き抜くという。嫌な顔を見せたわたしを横目に、医師はお腹に縫われた糸をはさみで切り、気持ちの準備はいいですかと言った。

わたしは渋々返事をしてチューブの入った周囲の皮膚を押さえながら構えた。

「では抜きますよ――はい！」

悶絶する痛さで大人げなく叫び声を上げた。その痛みは一瞬だったが、お腹のなかに入ったチューブを力まかせに引き抜く痛みは経験のないものだった。脂汗がどっと吹き出る。チューブを抜いたあとの傷口が痛むことがなかったのは幸いだったが、チューブ大に開いたままの傷口はそのまま自然に塞がるまで放置するようだった。

処置が終わるとベッドごと一般病棟に運ばれた。運ばれる道中で看護師から、後ほどCTと大腸の内視鏡検査をする予定だと伝えられた。わたしは一般病棟に移されるのだから順調なのだなと思う反面、大腸のない内視鏡とは？　と首を傾げた。

二人部屋に移されたが自分ひとりだった。落ち着く暇なく看護師がやってきて車椅子で検査室に運ばれる。CT検査を受け、その流れで内視鏡の検査室に運ばれた。結腸がないので腸の洗浄はなく、ベッドに横たわるとすぐにカメラを入れられたが、嫌悪を感じる前に患部に到着した。

すると主治医は溜息のような大きな息を吐き出し、口を開いた。

「一緒にモニターを見てもらっていいですか」

体勢を替え、モニターに目を向ける。医師が続けた。

「前回の手術で結腸を摘出して今は直腸が温存されている状態です。モニターに映るのはその直腸ですが、潰瘍と炎症が色濃く残っています。このままだと二期手術が受けられなくなるばかりか、潰瘍が深くなって穿孔することもあります。術後にお尻から出ていた腸液に血液が混じっていたことが気になっていたのですが、進行が止まっていなかったようです。詳しいことは後ほど面談室で話しましょう――」

慌てて聞き返した。

「二期手術が受けられないとどうなるのでしょうか」

主治医が答えた。

「永久人工肛門になります」

血の気が引いた。やはりお尻から頻繁に出ていた血液混じりの粘液は異常のサインだった。思えば術後の激痛でかき消されていたが、今の痛みを冷静に分析してみると、覚えのある確かな鈍痛が下腹部にあった。それは残存直腸に残る潰瘍や炎症の痛みだったのだ。手術までしてこんなに苦しい思いをしているのに進行が止まっていない。激しく気落ちした。

面談室に到着し、車椅子のまま主治医が来るのを待った。医師が到着するとすぐにパソコンの電源が入れられ、モニターに先ほどの検査写真が並べられた。

「率直に言えば、緊急に手術が必要だと考えています。本来であれば二期手術は数ヶ月あとにと考えていたのですが、そこまで猶予がありません。もしご了承いただけるなら今週に手術の空きがあるので、そこで手術をと考えていますが、いかがでしょうか」

四日後だった。まだ術後から一週間も経過していない。そんな状況で宣告され、数日後に手術とは到底考えられない。その場しのぎで返した。

「明日妻が着替えを持って来ますので、そのとき一緒に説明を伺ってもよろしいでしょうか」

医師が了承してくれたので、まずは病室に戻り、妻に電話しようとスマホを握った。画面を見ると、たくさんのメッセージが入っていた。年末の手術当日の朝から今に至るまでスマホを見ることができておらず、手術当日に届いていたメールが溜まっていた。そのなかには旧友もいて、胸が熱くなるメッセージもあった。すべての内容に目を通すと、最後に妻のメールが届いていて、そこには自分の大腸の写真が添付されていた。そのまま通話ボタンを押すと妻が応答した。

「大腸の写真ありがとう――」

「電話できるようになったの？　元気だった？」

「元気とは言いづらいけど、今日一般病棟に戻ってきた。色々あり過ぎて何から話していいのか分からないけど、大腸かなり黒ずんでいたね」

「お医者さんも言ってた。もう少し遅れていたら危なかったねって――、ところで声がだいぶ変わったわね。かすれて苦しそう」

「腹に力が入れられなくてね。声を出すこともままならない」

「順調なの？」

「そこなんだけど、週末にまた手術だって。まだ直腸部分に炎症や潰瘍があるらしく、急きょ二期手術を前倒しでやるって今日言われたけど、今のところ保留にしてる。こちらの選択肢はないと思うけど」

「……本当の話？」

「ウソだと思いたいけどね。明日主治医が説明してくれるそうだから病院に来れるかな？」

「そんなに悪いの？」

「場合によっては永久人工肛門だって……」

無言になってしばらくの間があく。電話口の向こうから妻のすすり泣く声が聞こえた。

「まだダメだって決まったわけじゃないから、明日ふたりで話を聞こう――」

妻を落ち着かせるため、子供たちの近況に話題を振り替えた。反抗期に突入している娘は普段はわたしに関心なかったが、どうやら心配して妻に状況を聞いているようだった。心配させてしまっているのだと心が痛くなった。しばらくすると妻も落ち着きを取り戻し、明日の待ち合わせ時間などを伝えて電話を切った。

昼食が運ばれてくる。食事の香りが鼻に届くと一気に吐き気がこみ上げてきた。不眠も重なって頭痛が酷い。箸をつけることなく食事を下げた。ＩＣＵにいるときにはストマのショックから精神的に吐き気を催していたと思っていたが、これだけ続くと嫌なことを連想した。それに食事を口に入れたあとの腸の蠕動《ぜんどう》運動（内容物を肛門側に押し出す腸の運動）時の激痛と吐き気は、腸閉塞の症状そのままだった。

検温に訪れた看護師に腸閉塞ではないかとの危惧を伝える。看護師はストマパウチから伸びる排液袋を見ながら、ストマからは排液やガスも出ていて閉塞していないと、訝《いぶか》しそうに首を傾げた。看護師は先生に伝えると言って病室をあとにした。わたしはひとまず腸が閉塞していないことに安堵した。夕食時にも食欲はなかったが、体力をつけるために無理して食事を口に押し込んだ。

変わらず不眠のまま翌朝を迎える。不明瞭な頭でぼんやりしているとすぐに妻との待ち合わせ時間になった。点滴スタンドを引きずり談話室に向かう。妻がソファーに腰掛けて待っていた。横に座り、心配かけてゴメンねと言って謝った。妻がわたしの顔をまじまじと見ながら言った。

「顔が丸くなっているけど、太ったの？」

「たぶんこれはムーンフェイスだよ。ステロイドの副作用で顔が腫れるの。ちなみに今の体重は五十四キロ。以前よりも十キロ減ってる。こんな体重は中学生以来だよ」

妻は入院着からはだけて見えるわたしの身体に目を向けながら言った。

「体重も減って、緊急手術って、本当に大丈夫なの？」

「それを一緒に聞こうと思ってね。それじゃ時間だから面談室に行こう」

妻の肩を借りてソファーから腰を上げ、面談室に向かった。

少し遅れて主治医がやってきた。

主治医は手術説明書を二通取り出し、わたしと妻に渡した。その説明書を見ながら説明が始まる。一期手術のリスクとさほど変わらなかったが、新たに加わったのは小腸と肛門を吻合する術式だった。医師は一通り説明すると、二つある術式の一方を選択するようわたしに言った。

手術内容などは、医師と対等に話ができるくらい知識を蓄えていた。ネットに落ちている論文や有名専門病院の処置なども結構な数を読み込んだ。だからこの選択がいずれ訪れることは認識していたが、まさかこんなにも早くに答えを出すとは思わなかった。

この選択によっては、今後の生活の質に大きな差が出てくるかもしれない。それに再燃の可能性にも関わってくる。医師の一言一句を逃すまいと真剣に説明を聞き、積極的に質問した。妻は要領を得ていないようでわたしと医師の話をじっと聞いている。答えを出せずに焦り、額に脂汗が浮かんだ。

目の前に線路の分岐を切り替えるポイントを置かれたが、その先の道はどちらも薄暗く、見通せない。ポイントを掴んだ手をどちらに切り返せばいいのか、決めかねていた。

○術式選択

選択をしなければならない術式は二種類あった。

IAAとIACA

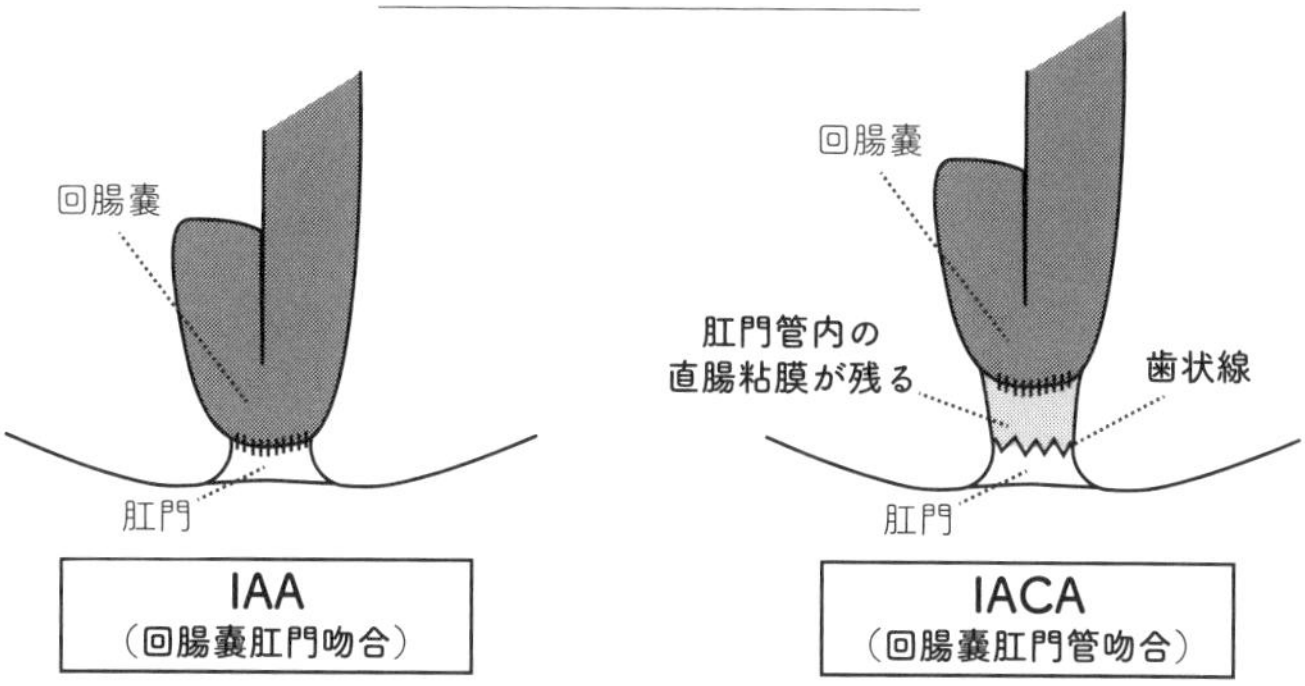

ひとつは、直腸を完全に取り除いた状態の肛門と回腸嚢を吻合する回腸嚢肛門吻合術（IAA）。もうひとつは、肛門からつながる直腸粘膜を数センチ残した状態の肛門管と回腸嚢を吻合する回腸嚢肛門管吻合術（IACA）である。

肛門と直腸粘膜の境目には「歯状線《しじょうせん》」といわれる境界がある。その境界ぎりぎりまで直腸を切除するのがIAAだが、直腸のすべてを取り除くので今後潰瘍性大腸炎が再燃する心配はなくなる反面、排便機能が低下する可能性が高い。

一方、境界から直腸粘膜を数センチ残すIACAは、その残存直腸に潰瘍性大腸炎が再燃する可能性はあるが、IAAよりも排便機能を温存できるというメリットがあった。

ネット上の同志の見解は二分されていた。

IAAでも排便機能は良好で、IACAと変わらないというレポートがある一方で、IACAでも排便機能が悪く、術後数年経っても一日の排便回数が十回を超える人もいた。

主治医によれば、IACAは吻合部の縫合は機械が行うので、手術時間も比較的短く、精度などからも安全で縫合不全のリスクが少ない。一方のＩＡＡでは吻合部の縫合は医師による手縫いとなり、その分、ＩＡＣＡと比較すると術後は縫合不全やその他の合併症が出やすくなる。

主治医の話からは、ＩＡＣＡを勧めているように聞こえたが、どちらが良いかと尋ねると、どちらが良いとは決して断言せずに、最後はあなたが決めるのだとバトンを返された。全国の主要病院の傾向を調べてみると、関東から西ではＩＡＡ、関東やその他のエリアではＩＡＣＡが推されているようだった。

どちらにしたら良いのかすぐに決断できなかった。その選択次第では術後のＱＯＬに大きな差が出てくるだろう。スーパーで人参を選ぶのとはわけが違う。

主治医の前で悩み、言葉が詰まっていた。妻も初めて聞く話で面食らっている。その様子を見ていた医師が口を開いた。

「今この場で決める必要はありません。明日の午後に面談時間を設けますのでそれまでに決めていただければ結構です。そして大切な話になりますが、仮にあなたの直腸の炎症が高度な場合には、永久の人工肛門になると考えてください」

戸惑っている妻を横目に医師に尋ねた。

「いつの時点で、どうなっていたら、そう判断されますか」

「手術の時点で、前回の内視鏡診察時の症状よりも炎症が進んでいたら、難しいと考えてください。本来であればステロイドも減薬していくところですが、炎症を抑えるために本日から最大量を投与していきます」

「では手術が終わってみないと分からないということですね」

「そのとおりです」

嫌な宣告だった。捉え方によっては永久人工肛門が濃厚だと言っているようにも聞こえた。血の気が引いてくる。医師は付け加えて言った。

「それからもうひとつ――」主治医の目が妻を見てから、わたしに向いた。

「炎症や癒着の度合いにもよりますが、排尿と性機能に障害が出ることがあります。手術によって尿が出にくくなったり漏れやすくなったりすることが希ですがあります。また性機能とは男性においては勃起や射精でありますが、これらに関係ある神経も直腸付近にありますので、障害が出ることがありますのであらかじめお伝えしておきます」

妻が力のない返事を返した。

主治医による説明は三十分ほどで終わった。面談室を出たわたしと妻はその足で談話室に向かった。妻の肩を借りてソファーに座る。二人とも意気消沈して無言になった。しばらく黙考してから今の考えを妻に伝えた。

「今のところIAAを考えてる。先生は暗にIACAを勧めているようだったけど、自分の場合は今も直腸に炎症が残っているわけだし、この先も残った数センチの直腸に再燃しないとも限らない。排便機能は落ちるかもしれないけど、あとを安心して生活していくには不安要素は取り除いたほうがいいと思うんだ。どう思う？」

妻はまだ考えがまとまらないようで、難しい表情で言った。

「うーん、でもそれで一生オムツ生活になったとしても後悔はないの？　ほかの医者の見解も聞いてみたいところだよね」

わたしは頷いて返した。

「時間がなさ過ぎるよ。時間があればセカンドオピニオンで聞いてみたかったけど、緊急手術でそれどころではなかったし、明日までのリミットでは無理ゲーだよね。ところで先生が最後に言ってた性機能障害だけど、まさか……だよね」

「もしそうなってしまったらそのときに考えよう。今は考えられないよ」

妻は苦笑いしてわたしの顔を見たが、看護師の厳しい視線に気がつき、慌てて荷物をまとめる仕草をした。

「わたしも色々しらべてみるわね。またメールするから新しい情報があったら教えてね」

妻はそそくさと立ち上がってその場をあとにした。相変わらずコロナ禍で面会は厳しかった。

大切な選択なのに相談する時間もない。なんて悪いタイミングで大病になってしまったのだろうと強い憤りが湧いてきた。

怒りのやり場もなく、行き場所もないまま仕方なく病室に戻った。悩んでもしかたないのでネットで同病同志のSNSを漁った。やはり事例は人の数だけあり、どちらが良かったかは結果論でしかない。調べれば調べるほど分からなくなり不安になる。分かったのは大腸を全摘出したあともそれで安泰ではないことだ。その後も合併症に苦しんでいる人が多くいた。癒着による腸閉塞を始め、痔瘻《じろう》や小腸パウチに炎症を起こす回腸嚢炎《かいちょうのうえん》など、合併症は数多くあった。いっそのこと、情報なんてなければいいと思った。情報が溢れているから悩んでしまう。医師にこれだと決めてもらったほうがよっぽどすっきりした。

そのとき、一通のメールが届いた。姉からだった。術後経過の心配だったが、その文章を読みながら頭にピンとひらめくものがあった。姉は以前に医療従事者をしていた経験があり、医師に知り合いが多い。もしかしたら力になってくれるかもしれない――。

通話ボタンを押すと、姉はすぐに応答した。

「突然申し訳ないけど相談に乗ってもらいたい。あまり時間がないんだ――」

「何、相談って?」

「姉貴、消化器の先生の知り合いいるかな? 実はまた緊急手術になって、その術式の選択を迫られているんだよね。相談に乗ってもらえる先生がいたら紹介してくれないかな」

「ちょうどさっきまで叔母さんに付き添って行った消化器内科の先生とあなたのことを話していたところだったの。仲は良いわよ。その先生、比較的若いけど、なかなかの権威で高名な方よ」

わたしは慌てて聞いた。

「今から病院に戻れるかな？　このまま戻ってその先生とこの電話で話せればベストなんだけど――」

「先生、午後から出かけるって言ってたから、午後は休診になっているはず。今日はもう無理かな」

わたしは姉に矢継ぎ早に話の内容を伝えた。姉はさすが元医療従事者だけあって、話を理解するのが早かった。しかし今日はやはり難しいらしく、明日ならと姉が言った。わたしは、それなら明日の午前中に妻が手術説明書を持って行くから一緒に付き添ってくれないかとお願いした。姉は二つ返事で了解してくれた。

妻に電話して内容を伝える。先生に聞いてほしい質問を伝えた。手術まであと二日しかない。わらをも掴む気持ちだった。

ほぼ一睡もできないまま翌朝になった。朝の回診では下剤を処方された。依然、吐き気と腹痛が続いており、ろくに食事は摂れていなかった。今日の看護師にも吐き気と腹痛の症状を訴えた。その看護師も排液とガスは出ているから閉塞はしていないと言った。人生で手術は初めてだったので、こんなものなのかなと思う自分もいた。首を傾げながら下剤を一気に飲み干した。

午後になっても妻からの連絡はなかった。メールを送ったが返信はない。うまく話を聞けているだろうか不安になる。今回の選択が一生を左右するように思えた。面談時間が迫っていた。

焦って妻に電話を入れようとしたところで看護師が訪れた。面談室にご移動くださいと声がかかる。残念だけど間に合いそうにない。ベッドから降りて点滴スタンドを片手に面談室に向かう。主治医が待機していた。用意されていた椅子に着席する。

「昨晩はじっくりお考えいただきましたでしょうか。時間がないなかでの選択に心苦しく思いますが、いかがでしょうか」

わたしは意を決して答えた。

「IAAでお願いします。今回の緊急手術のようにわたしの直腸にいまだ炎症が濃く残っているのなら、今後の心配の種も摘んでしまおうと考えています。排便機能が低下することは承知しています。それよりも再燃が心配です」

「そうですか――その決断は尊重したいと考えますが、わたしの診ている患者さんの一例をお話しておきます。その方はあなたと同じ性別で年齢も大差ありません。そして同じく潰瘍性大腸炎を患っていて大腸を全摘出されました。その方はIACAの術式で執刀したにもかかわらず、三年以上経過した今でも排便回数が二十回を超えていて永久の人工肛門にしたいと希望しています。何をお伝えしたいかと申しますと、排便機能を温存するためＩＡＣＡにしたのにそれでも排便障害に苦しんでいる人がいるということです。仮にその方がＩＡＡにしていたら恐らくもっと症状は酷かったでしょう」

「――先生はＩＡＣＡがいいとお考えですか」

「どちらがいいとは申せませんが、あなたもまだ若いことですし、今後の生活の質も重要視したほうがいいのではと思います」

暗にまたＩＡＣＡを勧めているようだったが、主治医はここでもはっきりとは答えてくれなかった。わたしは自分の考えを重ねて伝えた。

「わたしも色々と考えて出した結論ですのでＩＡＡでお願いします」

「――わかりました。その選択を尊重します。執刀は全力を尽くしますので心配ありません」

医師と最終確認を済ませ面談室をあとにした。すっきりとしない、しこりを残した面談となったが、伝えるべきことは伝えた。あとは先生に身を任せるだけだ。手術台に上る自分を想像してみる。やっぱり怖いものは怖い。二度目でもその恐怖は変わらなかった。

病室に戻ると妻からメールが届いていた。

『内容が濃いからメールじゃなく電話で話したい』

メッセージを見てすぐに電話した。

「もう面談終わっちゃった？」

「うん。たった今終わった。そちらの先生は何て言ってた？」

「そう――色々と濃い話だったから順番に話すわね。まずはそこの市民病院のあなたの主治医はけっこう良い先生らしいわよ。手術経験も豊富で地元で手術するなら確かみたい」

「地元なら――か」

「わたしが聞いた先生は横浜市民病院ってところの出身で、その筋の先駆的病院みたい。その先生はほかに何カ所か地方の病院名も言っていたけど、緊急じゃ選べないから、地元ならベストだって――」

たしかに妻の言うとおり、横浜市民病院はＩＢＤ治療のさきがけで執刀数も多く、日本でも五本指に入る病院だった。わたしは色めき立って話を急いだ。

「その病院なら知ってる。それでその先生はどちらの術式がいいって言ってたの？」

「その先生はＩＡＣＡを勧めてた。理由は主に二つあるらしくて、予後が比較的順調なのと、ＩＡＡは医者が手縫いするから縫合技術の差が出てくるみたい。あとやっぱり排便機能を考えるとＩＡＣＡがいいんだって。その横浜市民病院もＩＡＣＡを勧めているらしいわよ。心配していた残存直腸への再燃なんだけど、症例では重症化することは少なく、がん化することも限りなくゼロであまり心配する必要はないみたい。それで先生には何て答えたの？」

「ＩＡＡでお願いしますって答えた。そこでもどちらがいいのか聞いたけど答えてくれなかった。暗にＩＡＣＡを勧められたけど――」

「はっきり勧めてくれないのね」

「もしかしたら手縫いの技術に自信がなくてＩＡＡが嫌なのかも」

「まさか――でも否定はできないわね。これから変更じゃ間に合わないの？」

「いや、さっきの今だから大丈夫だと思う。これで二人の先生の見解はほぼ一致したってことだね」

「あなたの主治医が不得意な術式を避けてるだけかもしれないけどね。そう、それと、あともう一つすごい話があるの」

妻はにわかに興奮し、話を続けた。

「あなたの主治医だけど、相談した先生に名前を伝えたら横にいたお姉ちゃんが反応して、お友達の旦那さんだってことが判明したの。すごくない？　お姉ちゃん、すぐにそのお友達に電話して事情を話してくれていたわよ」

「本当？　それは上がる話だね」

二人の医師の見解の一致と、主治医が間接的に知り合いだという話に視界がパッと明るくなった。思いつきで姉にお願いした話が実を結び、前向きな話となって返ってきたことに気持ちが高揚した。一時は再手術の話で気が滅入っていたが、この朗報ですべてが好転したように思えた。

妻との電話を切り、看護師を呼ぶ。今の話を看護師に伝えると、先生に伝えてくれることを約束してくれた。胸につかえていたしこりがすっと落ちた。数ヶ月先だった二期手術が前倒しになったと考えればいくらか気が楽になった。あとは手術を待つだけだった。

このときはすべてがうまくいくと信じて疑わなかった。

妻が好きな占い師は、今年からわたしの運気が上昇すると言っていたらしく、普段なら信じないくせに、それを聞いてにんまりと納得していた。だからこんなに好転したのだと結びつけている自分がいた。

だがその占いは旧暦で数えていたのか、はずれていた。

本当の地獄はこれからだった。

妻のコラム②

○生活の不安に向き合う――経済面編――

これまで夫婦の役割を分担して二人三脚で支え合ってきましたが、当面の間は大なしで乗り切っていく必要に迫られました。

私は他県から嫁ぎ、この土地に身寄りがありません。同居の義父を頼りたくても年齢上こちらが世話をする状況です。子供たちの心のケアや経済的なことを含め、プレッシャーが重く肩にのしかかりました。

大病してから改めて感じた彼の存在の大きさ。我が家の日常がいかに危ういバランスの上に成り立っているのかを考えさせられました。不謹慎ながらも彼を失うのではないか、私が働いて支えなければと、待ち受ける境遇に恐々とした毎日を過ごしていました。

一家の大黒柱が働けなくなってしまったら、どのようにして生活費を賄っていくかというのは、考えなくてはならない問題です。さらに義父の見守りが必要な状況で重責を背負い、塞ぎ込みたくもなりますが、それでも子供たちを養っていかなくてはなりません。

【パートナーがＩＢＤになったら】

・医療費受給者証の申請確認
・傷病手当金や会社の福利厚生をあらかじめ確認しておく
・休職保険や医療保険に加入し、将来不安に備える

しかし健康保険の傷病手当金制度の存在や彼の会社の福利厚生を知り、当面の生活費は支給されるのだと安堵しました。幸い、医療費受給者証によって医療費の上限が定められていたので、手術を含めた医療費は、ほぼベッド代だけとなりました。彼の加入していた医療保険によっても保険金が入ったので、ストーマ装具品に充当することができ、お陰でそれまでと変わらぬ生活が送れました。

我が家は金銭面では事なきを得ましたが、パートナーの収入が生活費の多くを占めている場合には、深刻な問題です。傷病手当金制度によって大まかには収入の三分の二の生活保障がありますが、それも同一傷病では期間を過ぎると繰り返しは使えません。念には念をと考える場合には、当面の生活費を補うための休職保険への加入が有効だと思います。子供がいる家庭で

は特に深刻な問題なので、心の支えになってくれるでしょう。

ＩＢＤ患者は、医療保険に加入できないと聞きます。夫の場合にはＩＢＤと診断される以前に加入した保険で問題ありませんでしたが、実際、診断後に加入しようとすると、加入審査の項目でＩＢＤがはじかれる保険が多いのが現実です。全くないわけではありませんが、保障内容は限定され、保険料が割高となり、厳しいフィルターがあることが現実です。

しかし医療費受給者証を取得している場合には、割高な保険料を納めてまで医療保険に加入する必要はないのかもしれません。受給者証によって医療費の上限が定められているので、大きな負担にはならないからです。病状が安定せずに繰り返し入院手術が必要な人もいるのでケースバイケースではありますが、保険加入を検討する場合には年間の見込み医療費と保険料を天秤にかけ、有利な方を選択すると良いでしょう。

第三章　永久人工肛門の可能性

○手術（二回目）

手術当日になった。何も分からずにおののいていた一回目の手術とは異なり、手術台に上《のぼ》るまでの行程がある程度分かっていたので、緊張感は和らいだ。

手術前には立会に来てくれた妻と面会し、恐怖を吐き出した。そこは一回目と何ら変わらず、怖くて堪らなかったので、妻の手を握りながら気持ちを落ち着かせた。今回の手術はいわく付きだったから、その分、質の違う緊張感を内包していた。わたしは妻にお願いした。

「手術が終わってＩＣＵに運ばれる前にたぶんまた会えると思う。そのときに『どうだった？』って聞くから、そのときは正直に教えてほしい」

あとからショックな事実を知るくらいなら、初めから聞いて覚悟したほうがいい。だから妻へはそうお願いし、妻もそれを約束してくれた。

麻酔科の先生の話を聞き、妻とハグしてその場で別れる。それから担当の看護師に誘導されて手術室に向かい、手術台に上って横たわった。「緊張していますか？」と聞く看護師の問いに、

「やっぱり怖いですね」と、武者震いしながら答えた。

麻酔科の先生が二人現れる。一人は新人医師らしく、硬膜外麻酔の処置を教わりながらわたしに施した。だが背中になかなか針が入らない。処置前段の麻酔が効いているから直接的な痛

みはなかったが、針を入れてから何度も強く押され、新人医師のうなり声も聞こえていたので、背中を刃物で刺されているような物騒な気分になった。何度か失敗して麻酔もやり直し、五回目のトライを失敗したときにわたしの心が折れ、指導医に処置をお願いした。針は一回で刺すことができた。

その頃には主治医も現れていた。手術前の儀式のように名前を確認され、手術内容と概ねの時間を伝えられた。手術時間はおおよそ五時間。不眠が続いていたので眠るにはちょうどいい時間だと思った。

酸素マスクがかぶされ、もう少しで眠りますよと医師が言った。手首付近の末梢静脈に造られた点滴ルートから冷たい感覚が広がっていく。それから数字を頭のなかでゆっくり数えてみたが、3を思い浮かべる前に意識を失っていた。

看護師に声をかけられ目を覚ましたときには前回とは異なり、手術室の物々しい雰囲気に気がついた。にわかに嫌な予感がして看護師に「大丈夫でしたか？」と尋ねたが、その看護師は「長い時間おつかれさまでした。詳しくは先生からお聞きください」とはぐらかすように言った。何かあったなと思ったとき、身体全体が寒気に包まれ、一気にガタガタと全身が震え始めた。「寒いですか？」との問いに、「寒いです」と返したつもりだったが、実際には口も震えていて上下の歯がぶつかり合い、うまく発声できていなかった。看護師は毛布を一枚かぶせてくれたが、全身の震えは一向に止まらなかった。

ベッドに乗せられたまま手術室をあとにする。ＩＣＵの前で看護師が妻を呼んでくるよう職員に声をかけたが、妻はどこかに行っていたのか、なかなか来ることはなかった。しばらくして早足で駆けつけてきた妻の顔には涙のあとがあった。不穏な気持ちのまま、妻に「どうだった？」と言葉を投げた。妻は必死で作り笑いを浮かべ、震える声で言った。

「――大丈夫だよ。だけどしばらくは経過観察が必要みたい。がんばったね……」

言葉に詰まり、様子も明らかにおかしかったので、これは何かあったのだと確信に変わった。すると身体も反応してさらに大きく震えだした。看護師は妻との面会を早々に打ち切り、ベッドをＩＣＵに運んでいった。

ベッドが定位置に収められてもなお全身の震えは止まらなかった。電気毛布など複数の毛布をかぶせられ、しばらくしてやっと震えが止まりだした。それから心電図のパッドや酸素マスクなどが装着され、落ち着くことができたのはＩＣＵに入ってから三十分ほど経過した頃だった。一息ついた看護師が苦笑いしながら言った。

「予定よりも時間かかったみたい。だから身体が冷えてしまったのかしら。温度管理されているといっても手術中はほぼ裸だからね」

わたしは恐る恐る尋ねた。

「何か予定外のことがありましたか?」

看護師は表情を戻して言った。

「あとで先生が説明に来ますからそのときに色々と聞いてください――」

○医師の宣告③

それから間もなくして主治医が現れた。

主治医は痛みなどを簡単に確認すると、改まって話を始めた。

「今から話す内容には少し驚かれるかもしれませんが、落ち着いて聞いてください――」

医師は続けた。

「このたびの手術は五時間を予定していましたが八時間ほどかかる結果となりました。その理由として、あなたの小腸は腸閉塞を起こしていて、そこに便が滞留して全体に酷く腫れ上がっていました。その状態でパウチを造ることは難しく、使えるところまで小腸を切除して入念に洗浄し、パウチを造りました。便が少しでも残っている状態で肛門管と吻合すれば感染症を引き起こし、縫合不全は免れません。ですので、かなりの小腸を切除して比較的安全だと思われる部位でパウチを造り、肛門管と吻合しました」

わたしはじっと話を聞いていた。医師は続けた。

「憂慮していた直腸の炎症はいまだありましたが、進行していたということはなく、その点は問題ありませんでした。しかしかなりの小腸を切除してパウチを造りましたので、肛門管にはぎりぎりで届き、繋げられた状態で、決して良い状態だとは言えません。当初あなたはＩＡＡの術式を希望していましたが、この状態でしたらその術式は不可能で、ＩＡＣＡでも何とか繋げられた状態でした。あと数センチでも短ければ肛門管との吻合は難しかったでしょう」

やはり腸閉塞を起こしていたのだと憤りが湧いてきたが、そのまま話を聞いた。

「しかし総体的には、吻合したパウチを含む小腸は腫れて炎症があり、吻合先の肛門管にも炎症が残っていた状態を考えると、この先の縫合不全は免れないと考えております」

その医師の宣告を聞き、にわかに身体が熱くなって、聞き返した。

「縫合不全になったらどうなるのですか」

「そのときは緊急手術となり永久人工肛門になります」

「先生の免れないという見解はどれくらいの可能性なのでしょうか」

医師は表情を変えずに淡々と話を続けた。

「九割以上と考えております」

「それじゃ、もう縫合不全になりますと言っているようなものですよね」

「あくまでもわたしの見解です。もちろんそうならないこともあります」

「どれくらいで分かるんですか」

「一週間以内には——」

これまで医師とは常に冷静に紳士的に話してきたつもりだったが、気づいたら声を荒げていた。

「ぼくは手術前から腹痛と吐き気を訴えてきたのに何も検査しなかったのはなぜです？　十分に腸閉塞は予見できたはずなのに、何もせずに手術して異常がありましたって、納得できるはずないじゃないですか。なぜもっと慎重に事を運べなかったんですか——」

医師は表情を変えずに言った。

「直腸にあった炎症が看過できずに緊急の手術を組みました。仮に先延ばしにしていてもどのような結果になったかは分かりません。ご希望であれば今後はより慎重に進めていこうと思います」

これ以上、話を詰めても得策ではないと思った。ある意味、命を人質にされている身だ。医師の態度に怒りがこみ上げていたが、冷静にならなければと気持ちを静める努力をした。姉の友人の夫だと聞いて安心していたのは束の間、医師から友好的な態度を見ることはできなかった。

医師は落ち着いたわたしを見て、今後の話ですが——と前置きして続けた。

「縫合不全を起こせば間もなくして腹膜炎を発症します。当然その際には再度の緊急手術となりますが、先ほども申し上げたようにそのときは永久の人工肛門となります」

嫌な響きだったが、事前にある程度知っていたのでまだ堪えることができた。

だが医師は「そしてもう一つの合併症ですが――」と言って話を切り出した。

「あなたの小腸は大部分を切除して残存二メートルもない状態です。個人差がありますが短腸症候群になる可能性があります」

わたしは眉根を寄せ、尋ねた。

「何ですか？　その短腸症候群って――」

「健康な人の小腸の長さは六メートルほどあると言われています。それが何かの原因で短腸になると、栄養の吸収がうまくいかずに栄養点滴を必要とする場合があります。顕著にそれが表れるのが残存一メートル未満と言われておりますが、あなたにもそれが表れる可能性があります」

「その短腸症候群になると、ずっと点滴生活になるということですか」

「常時ではありませんが、定期的に必要になります」

頭が真っ白になった。このさき、ほぼ確定的に永久の人工肛門となり、さらに栄養点滴が必要な生活になっていく。にわかに受け入れがたい現実だった。

医師はすべての説明を終えたようで、ほかに何か聞きたいことはありますか、と話しかけられたが、頭が真っ白で聞くことはおろか、考えることもできなかった。しばらくすると医師は別の看護師に呼ばれ、ＩＣＵをそそくさとあとにしていった。

医師が退室すると頭が高速回転で思考を始めた。

今まで病気について蓄えてきた知識が頭のなかで組み合わさる。考えれば考えるほどその現実が恐ろしくなり、思考の逃げ場がなくなっていった。震えが小刻みに早くなって呼吸が荒くなる。今の生活は？　自分の未来は？　家族は？　考えれば考えるほど恐ろしくなって――ハアハアハア――呼吸量が増えていった。気づいたらモニターがアラームを鳴らしていた。過呼吸と血圧異常だった。

看護師が駆けつける。過呼吸に気づいて対処をはじめるがそれでも治まらなかった。もう一人の看護師が鎮静剤を投与するか先生に確認してくるといって駆け足で出ていった。過呼吸など初めての経験でまさか自分がなるとは思っていなかったが、呼吸が浅く速くなっていくと、自分でそれを止めることはできなかった。

だが幸い冷静に考えることができたので、どうにかして沈静しようと努力した。楽しいことを頭に浮かべて気を静める。永久人工肛門になったとしても今までの排便事情を考えれば逆に楽になる面もある。それに障害者手帳が手に入れば、高速道路代が半額になる。せっかくなら自宅の洗面所やトイレを改装してオストメイト専用トイレを造ろう――。前向きで楽しくなるようなことを必死になって連想した。

　その努力が奏功したのか次第に呼吸は落ち着いていき、アラームも鳴り止んだ。何とか過呼吸が落ち着き、看護師も胸を撫で下ろしていた。少し気を抜くとまた良からぬことを考えてしまいそうだったので、問題点はひとまず保留にして考えないようにした。

　すでに夕刻となっていた。交代の看護師がやってくる。担当は信頼している中堅女性看護師だった。その頃には気分も落ち着いていたので、医師の対応など鬱屈していた気持ちを吐き出すと、親身になって聞いてくれた。そのあとに妻の話を聞かせてくれた。

「奥さんがフロアーで泣き崩れていたからわたしと師長で話を聞いていたところだったの。さっきようやく落ち着いて帰られたわ。良い先生なんだけど、口下手なところがあってごめんなさいね――」

　妻には術後すぐに説明があったようだ。ＩＣＵに入る前に会ったときには気丈に振る舞っていたのだ。そのあとに取り乱したという話を聞き、一気に身につまされた。あの医師の淡々とした口調で宣告されれば誰でも怖くなるし、取り乱すだろう。

　わたしは現実を受け入れるため、恐る恐る話を進めた。

「手術が終わってその場であんな宣告されるとは思わなかったので、こちらこそ取り乱してしまってすいません。妻も色々とお世話になりました。――でも、やっぱり縫合不全は免れないのでしょうか」

看護師は一度思案する表情を浮かべてから答えた。

「――あなたも色々と聞きたいことがあると思うから、ちょっと待ってて、師長呼んでくるわね」

そう言ってICUを出て行くと、しばらくして、貫禄のある、しかし物腰の柔らかそうな女性看護師を連れて戻ってきた。その看護師は師長の役職と名前を名乗ると、親身な表情になって話を聞く態勢を作った。その所作で手練れだなと思った。師長は語りかけるように話はじめた。

「奥様、初めはびっくりされていたけど、少し話したら落ち着いて、そのあとは今後のことを含めて色々と話したんです。奥様はストーマになったときのことをとてもご心配されていて、ご主人がユーモアのある人だから、ストーマになって落ち込んだらどうしようとか、ストーマのことでどのように接したらいいのかとか、色々と悩まれていたみたいです。だから、無理に取り繕う必要はないですよと、助言させていただきました」

わたしは同意を示すように何度か大きく頷くと、師長は相好を崩して話を続けた。

「そしたら奥様が、笑いを交えながら接しても良いものなのか聞いてきたので、それでご主人が喜ぶならいいじゃないですかって答えたんです。なかには自分のストーマに名前をつけている人もいるくらいですから――。それにしても良い奥様ですね。とても親身に色々と考えられていましたよ」

妻は今まで孤軍奮闘で誰にも相談できずに悩んできたのだろう。ろくに吐き出す場所もないなかで感情が爆発してしまったことを思うと、妻のサポートをしてくれたことは本当にありがたかった。

「色々とありがとうございます。妻もわたしと同じく不安なのだと思います。――それで、今後のわたしのことですが、ある程度の覚悟はしておきたいので、色々と話を聞かせてください」

師長は穏やかな表情で頷いた。

「もちろんです。色々と聞いてください」

「まず縫合不全のことですが、先生は九割以上の確率で縫合不全になるだろうと言っていましたが、それは間違いないことなのでしょうか」

「九割以上という表現が適切かは分かりませんが、過去の事例からも難しいことは間違いないことだと思います。これから縫合不全を起こさないために今もある炎症を最大量のステロイドによって抑えていく治療を行いますが、一方でステロイドには傷の治りを遅らせ縫合しづらくする作用もあるので、矛盾する治療に聞こえるかもしれませんが、効果を期待したいところです」

「どうなったら縫合不全の予兆となるのでしょうか」

「お腹を見てみましょう」

師長は掛け布団をめくり、手術着の前を開けると指を差しながら説明を始めた。

「お腹から二本のチューブが出ています。このチューブは一回目の手術と同じく、お腹のなかの縫合部に伸びています。一回目と異なり二本となっているのは、縫合不全のリスクが高いので縫合部の表と裏に留置してより早期に異常を発見しようとするものです」

チューブは両脇腹から伸びていた。師長は指でそのチューブをなぞりながら話を続けた。

「このチューブは縫合部付近の体液を吸い出す役割を担っていて、今は術後間もないので血液混じりの透明な体液が吸い上がってきているのが見て取れると思います。この体液が縫合不全を起こすと緑色や茶色、あるいは黒っぽい色に変色していきます。それが縫合不全の前兆です」

「それじゃ、その色に変色してきたら腹膜炎になっているということなんですね」

「正確には、縫合不全を起こしたあと、腸の内容物が腹膜に漏れ出して腹膜炎になるので、色が変色してきた時点では腹膜炎ではなく縫合不全が疑われます」

「手術はどの時点で検討されますか」

「変色を確認したら、その後に緊急手術が組まれると思います」

度重なる緊急手術が続き、「緊急」という響きに辟易《へきえき》していた。また手術台に上がることを考えると、気持ちが一気に消沈した。次第に憤りがこみ上げてくる。疑問はたくさんあった。わたしは冷静に努めながら質問を続けた。

「緊急手術となった場合には人工肛門を造るなどする際にさらに短腸になるのに、短腸症候群のリスクが高まるのなら、なぜ先ほどの手術で人工肛門にしてくれなかったんですか？」

「それは先生の判断でわたしがどうとは言えませんが、縫合不全にならない可能性はゼロではないのですから、最善の処置を、ということなのではないでしょうか」

「今の状態でも栄養点滴が必要になるかもしれないんですよね……」

「これも経過を見てみないと何とも分かりませんが、あくまでも先生はリスクの話をしているので必ずなるというものではありません。それに仮にそうなったとしても栄養点滴は在宅でもできるものなので日常生活を大きく支障する心配もありませんし、仕事もそのまま続けられている人が多いです――」

その後も師長にいくつかの質問をぶつけた。医師ではないので明確な答えが得られないこともあったが、師長には患者のことを慮《おもんぱか》る姿勢が見えた。その配慮のお陰か、しばらく会話を続けていたら段々と落ち着きを取り戻してきた。冷静に今の自分の状況を把握することもできた。当初は日常生活を損なう治療が必要になると考えていたので、最悪なケースではないのだと胸を撫で下ろした。

一通りの話を終え、ひとまず納得の姿勢を示し、笑顔で師長にお礼を伝えた。依然、予断を許さない状況には変わりなかったが、頭が冷静になったお陰で心の整理がつき、覚悟することができた。

○審判のとき

師長の話では、縫合不全の前兆が表れる山場は三日——早いと手術翌日から表れる人もいるという。長く見ても一週間以内には分かるようなので、審判の日までの時間は短かった。

しかしこれで目標ができた。くよくよしても仕方がない。それからは両脇腹から出ているドレーンチューブを両手に握り、五分おきに確認した。

幸い担当の看護師は痛み止めに理解のある人だったので、硬膜外麻酔のフラッシュボタンは自由に使わせてくれた。お陰で最大量のステロイドで爛々としているはずだったが、麻薬で半分意識を失っていたから適度に睡眠もとれた。

意識を取り戻すと二つのチューブの色を慌てて確認した。夜中に一度、茶色に変色していたので焦って看護師を呼んだが、光の反射加減で茶色に見えただけだった。

六時になると担当看護師が顔を見せた。わたしは両手に持ったチューブを持ち上げて言った。

「まだ手術室には呼ばれないようです」

「もしかしてずっと握ってたの、それ？」

「当たり前じゃないですか。命綱ですから」

「色は問題ないわね。あと今日から知ってのとおりまた歩いてもらうからその覚悟もしておいてね」

それを聞いて、またあの時間がやってくるのだと思った。痛みが目覚める時間。歩くことで身体が目を覚まし、激痛が始まる時間だった。

「やっぱり、緊急手術を控えていてもやるんですね」

「それとこれとは別だからね」

コンディションは最悪だった。術後から水分摂取も許されず、熱も高かった。それでも術後翌日からの歩行はマストのようで、交代の看護師が来たらすぐに予定されていた。そして最悪なことに、交代の看護師は痛み止めに厳しい人だった。絶望しながら歩行準備に取りかかっていると、以前よりも下半身に違和感があることに気がついた。

「あれ、お尻に何か入ってます？」

看護師は表情そのままに事務的に答えた。

「肛門とパウチを繋げたのでその部分を補強するためのバルーンが入っています」

「こんな状態で歩けるものでしょうか。落ちたりとか……」

「問題ありません」

同じ看護師でもこれだけ対応が違うのかと呆れたが、病院で、ましてやＩＣＵ内で看護師にそっぽを向かれれば著しく不利益なことが起こりそうで怖かったので、イエスマンに徹していた。すると、その看護師が姿を見せなくなった隙に同室のおばあちゃんが小声で話しかけてきた。

「わたしあの人きらいだわ。だって意地悪するんだもの」

「――どんな意地悪ですか？」

「痛いって言ってるのに無理矢理歩かせたり、不親切な態度とったり、いやだわ。みんな言ってる。あの人きらいだって」

「これからぼくがその立場になって歩いてきます」

「無理するんじゃないよ。いざとなったらわたしからガツンと言ってやるから」

看護師が戻ってきた。するとそれまで息巻いていたおばあちゃんの表情は一変し、看護師に愛想を振りまいた。不満はあっても面と向かって言えないのは皆同じなのだと思った。

気を取り直して、前回と同じ要領で身体に取りつけられているチューブなどをまとめ、首から吊り下げた布鞄にそれらを入れた。少しでも動くと激痛が走る。前回の術後よりもさらに激しい痛みだった。無理もない。前回手術より傷口は増えて、脇腹のチューブも二本に増えている。気合いでベッドから立ってはみたものの、激痛で一歩が踏み出せない。さらにお尻に風船が入っているので極端なガニ股姿勢になってしまう。この状態で歩くなど、壮大な罰ゲームだと思った。泣き言を入れた。

「痛みで歩けそうにありません……」

手厳しい看護師の目が鋭く光る。

「歩くのは誰のためでもない、あなたのためよ。自分のために歩いてください」

「痛み止めを強くしてもいいですか？　今の状態だと痛みで一歩が踏み出せなくて……」

「痛み止めに頼っていると手放せなくなりますよ。ほかの患者さんもがんばっているんだから、あなたもがんばってください。自分のためですよ」

病院じゃなければ食い下がっているところだが、喉元まで上がってきた怒りをグッと飲み込んだ。思わずおばあちゃんに目を向けたが、寝返りをするように目をそらした。

今にも怒りが爆発するところだったが、不意に痛みが薄れ、力が充填されていることに気がついた。怒りによるアドレナリンの放出だった。皮肉にもその看護師のお陰で歩行を開始することができた。

一歩一歩ゆっくりと前に進みながら考える。この潜在的な力を引き出すことがその看護師の狙いだったとしたら……少し考えてみたが、すぐに頭を振った。それでも数十メートルを歩くのがやっとで、すぐにＩＣＵに踵を返した。

案の定、そこから激痛タイムが始まった。硬膜外麻酔のレベルは弱に設定されている。強にしてほしいと懇願するが、手厳しい看護師は一切応じてくれない。少しでも良い面を探ろうとした自分が愚かに思えた。

夕方になり交代の看護師がやってきた。これでいくらか融通が利く。痛みをしつこく訴え、麻酔を強に設定してもらう。だが一度覚えた痛みはなかなか消えることはない。夜も寝ることができない。水分もいまだ摂取することができず、うがいだけでしのいだ。こんな状態が丸一日以上続いた。

永遠に感じていた苦痛の時間は刻一刻と時を刻み、術後三日が経過した。

いまだチューブの色に変化はない。ヤマとされていた三日目だったが、主な変化といえばチューブに愛着が湧いていることだった。昼夜を通じて手放すことができなかったので、身体の一部のように感じていた。これもストックホルム症候群の一種なのだろうか。

壁掛け時計の日付に目を向ける。今日は結婚記念日だった。いつもなら妻と二人だけで少し贅沢なランチを楽しみ、毎日の感謝を面と向かって伝えるはずだった。家族とは三日連絡がとれていない。妻にお礼を伝えることもできない。そのことを朝の着替えのタイミングで若い女性看護師に吐露すると、身につまされたのか、歩行のときにスマホを持ってくるから電話していいですよと言った。

何とか痛みに堪え、いくらか歩けるようになっていた。約束どおりに看護師がスマホを持ってきてくれた。ルールに反しているようなので、人気のない通路に身を寄せ、通話ボタンを押した。混線しているのか繋がってからしばらく雑音が入っていた。

「──おとーさん！」

息子の声が届いた。続けて妻の声が入る。妻が電話をハンズフリー設定にしたようで、顔は見えないがみんなで話ができるようになった。矢継ぎ早に話す息子を遮り、妻が話す。

「電話できる状態になったのね。それでどうなの容態は？」

「気持ちは沈んでいるけど、幸いまだ生かされてる。師長から色々と聞いたよ。手術のあと大変だったみたいだね。自分もそのあとに現実が受け止められずに過呼吸になったよ」

「大丈夫……だったの？」

「何とかね。今のところ容態の変化はないけど、でも覚悟はしてる。今日は看護師に結婚記念日だと伝えたら、特別に電話の許可が出たの。だけどこんな日に謝る言葉しか浮かばない。ゴメンね……こんなことになって」

気が弱っていたからか、にわかに感情が激しく揺れ動き、大粒の涙がこぼれた。声が震え、言葉が詰まる。絞り出してごめんと繰り返すと、息子が「お父さん泣いているの？」と声をかけてきたので、そうだよ、涙がとまらない、と言ってしばらく無言になり、むせび泣いた。

──しばらくすると、妻が鼻をすすりながらとぼけて言った。

「結婚記念日だっけ今日？」

わたしも鼻をすすりながら返した。

「一週間、間違えていたかも」

するとそれまで無言だった娘が声を挟んだ。

「がんばって早く帰ってきてね！」

無骨な言い方だったが、反抗期になってからのわたしとの距離を考えると、彼女なりに勇気を持って発した最大の鼓舞だった。その言葉を聞いてさらに涙がこぼれ落ちた。

家族との時間は実際には五分ほどだったが、何時間にも感じるくらい充実した時間になった。子供のように泣いたお陰で膿を吐き出すことができた。闘病もチーム戦だと思えばいくらか気が楽になる。一歩一歩進んでいくしかない。気持ちを切り替えられた日になった。

悲喜交々《ひきこもごも》しながら術後四日目の朝を迎えた。この間もチューブに変色はなかった。何とか時間だけは山場の三日間を過ぎていた。今日は少し動きがあるかもしれない。そう考えていると、朝の回診で主治医からＣＴ検査を行うことを伝えられた。一気に緊張が高まる。いよいよ審判が下るのだ。

だが気が重かった。今までこの類いの判定はすべて悪い結果になっている。早くはっきりさせたい気持ちと、保留にしておきたい気持ちが拮抗していた。

しばらくしてＣＴ検査場に案内された。小さく手を合わせて無事を祈ってからベッドに横になった。ドーナツ型の機器がスライドする。撮影はすぐに終わり、ＩＣＵに戻った。医師が画像を確認している頃だろう。いつ医師が来てもいいように心の準備を整えていたが、昼を過ぎても医師は顔を見せなかった。結局主治医が顔を見せたのは日が沈もうとしていた夕刻だった。

「順調ですね」

主治医が無骨に言った。わたしはそれだけでは意味が分からず、何が順調なのか次の言葉を待ったが、出てきた言葉は違う話だった。

「水も飲んで結構です。量は規定量となりますのでその量は看護師に聞いてください」

医師は「ほかに何かありますか」と口早に確認を求め、これ以上の話はないようだった。わたしはその場で医師に確認する勇気が持てず、「ありません」と答えた。不信感ではなかったが、主治医と話すことが恐怖になっていた。代わりに、そのあとに顔を見せた看護師に医師の通訳をお願いした。

「うまくいってるみたいですよー。今のところ縫合不全の心配はないみたい。良かったねー。ずっと心配してたもんねー」

ギャル風看護師の軽快な口調だったが、その言葉を聞いて胸が詰まった。

人前なのに感動して涙が出てきた。一割だと言われていた成功の門が目の前に現れ、家に帰れるかもしれないと思った瞬間、感情の堰《せき》が一気に崩れた。目から鼻から大粒の涙がこぼれ落ちた。

しばらく喉をひくつかせていると、ギャル風看護師が場の雰囲気を変えるようにおどけて言った。

「そんな泣いたら喉渇くでしょ。水分も少し摂っていいみたいだし、何か買ってこようか？」

わたしは感情を戻しながら少し思案して答えた。

「――そしたらポカリ買ってきてもらおうかな。今日はいい日だからポカリで乾杯だ」

するとギャル風看護師が間髪入れずにツッコんだ。

「ポカリで乾杯ってダサいでしょ。あと飲める量二〇㎖までだから――」

看護師たちの笑い声がどっと響いた。少しは感傷に浸らせてくれと心で毒づいたが、気がつけばわたしも顔を崩して笑っていた。こんなに笑ったのは入院してから初めてだった。

○高度治療室（HCU）

翌日になると、緊急手術の心配がなくなったからか、ICUからHCU（高度治療室）へと転床することになった。朝から数人の看護助手に押されてベッドごと引っ越しをする。

HCUもICU同様に一般病室とは異なり、常時管理される病室だったが、両室の主な違いは看護配置基準となっており、ICUが患者二名に一人の看護師であることに対し、HCUは患者四名に看護師が一人となっている。ちなみに一般病室は患者七名に看護師一人となっており、患者の重篤度《じゅうとく》によって病室が分かれている。

何よりわたしにとっての大きな違いは（病院によって扱いは異なるかもしれないが）通信機器が使えるか否かの違いだった。ＨＣＵに転床できたお陰でスマホやテレビが自由に使えるようになった。それによって家族や仲間らと連絡が取れるようになり、社会情勢も知ることができる。この頃は二度目の緊急事態宣言が発出されており、一日の新規感染者が千人に肉薄するなど、かつてない災害に医療現場はピリピリしていた。

溜まっていたメールを読み進める。そのなかには会社からのメールが何通も届いていた。それを見てやばいと思った。会社へは一回目の手術前にメールしただけで、それ以降の連絡を怠っていた。このような結果になるとは思わず、妻の連絡先も知らせていなかった。最後の何通かの本文には、「無事ですか。連絡ください」と短いセンテンスで苛立ちが表されていた。

まずは妻のメールに自分の近況を記して送った。それから会社の連絡先を記し、至急に連絡するようお願いした。しばらくすると返信があり、「まだ予断は許さないみたいだけど、ひとまず山を越えられてよかったね」と控えめな文が記され、そのあとに「会社には緊急手術が続いて重篤な状態だったから連絡が遅くなったと伝えたら、すごく心配していたよ。こちらも神妙に伝えたから、たぶん生死を彷徨《さまよ》ったくらいに伝わっているはず。あとのやり取りは任せてね」と最後にはいたずらな表情の絵文字で締められていた。

妻への近況メールには楽観的なことは書かなかった。今までも持ち上げられてから落とされるケースが多く、悲観的になっていたこともある。排液の色に変化はなかったが、安心はしていなかった。だから妻へは、たぶん永久の人工肛門は避けられないと思うと、予防線を張って伝えていた。実際、自分のなかでもそう覚悟していた。覚悟しておかないと、また何か予想外のことがおきたときに自分の気持ちを維持することが難しいからだった。

主治医とHCU担当の看護師が訪れる。持ち場が異なるため、あまり接点のない看護師だった。幸いICUにいた辛辣な看護師とはおさらばできることになったが、主治医の話によると、今日で硬膜外麻酔は終わりになるようだった。激痛は変わらずある。必死になって抗ってみたが、麻薬は腸の動きを低下させるという。血圧が八〇台の人の身体の活動を考えてみてください、と半ば叱責され、言い返す言葉がなくなった。

背中に刺されていた麻酔の針を引き抜かれる。以降の痛み止めは点滴から注入するものに変わったが、申告制となったので申し出なければならない。それに常時注入してもらうことが難しいらしく、一日二本くらいが限度だという。痛み止めの力を借りなければステロイドによる不眠症に苦しむことになる。そう考えると寝る前の痛み止めはマストだったので、あとの一回をどのタイミングで入れてもらうか慎重に考える必要があった。

硬膜外麻酔を失い不便はあったが、身体に取りつけられているチューブは一本減った。それでも残りのチューブはお尻に入っているものから点滴までを含めると五本あった。歩行の際にはこれらをまとめ、点滴台に絡まないよう（ガニ股で）歩かなければならない。曲芸を強いられているような気分だった。

それでも歩行はこなさなくてはならない。この頃には痛みと付き合いながら歩く術を心得ており、激痛だったが何とか堪えながら歩けていた。調子が良いときは気合いを入れてフロアーを何周も歩いた。それが自分にできるせめてもの努力だった。

術後六日目が経過した。排液の色に変わりはなかった。この日で入院してから一ヶ月が経過した。その間、コロナの影響で外出もできなければ面会もできない。生活圏は一周百メートルにも満たない病棟のフロアだけだった。外の景色は見えるが陽は入らない。まさに刑務所のような環境で、手縄がない代わりに点滴が繋がれていた。

この日から少しずつ変わっていった。まずは水分制限が解除され、ゴクゴクと水が飲めるようになった。そして尿道カテーテルが抜かれることになり、その際にも声にならない叫び声を上げげた。ストマとも正式に向き合った。ストマは一期目のものとは変わり、前回は紀州梅を連想させたが、今回はぷっくりとしたセクシーな唇を連想させた。ただ前回と異なり厄介だったのは、ストマ付近に大きな縫い傷があり、ストマパウチを貼りつける際にその傷が邪魔してしまうことだった。それにより縫い傷は化膿し、膿や痛みが出るようになった。今はまだ看護師にパウチ交換してもらっていたが、この先自分で管理しなければならないと考えると、重い課題だった。

術後七日目になると、お尻に入れられていたチューブが抜かれることになった。未知の体験に恐れおののいていたが、尿道カテーテルとは異なり、吻合部に留置された風船の空気が抜かれ、穏やかに引き抜かれた。これで身体から出ているチューブは三本となり、両脇腹から出ている二本のチューブと首元の中心静脈に刺されている栄養点滴一本のみとなった。

昼から三分粥の食事が始まった。十日ぶりの食事だったが、食欲よりも腸閉塞を心配してチビチビと食事を流し込んだ。食事を摂取してストマから排出されるまでの時間も計った。おおよそ二時間で到達した。水分はもう少し早くて一時間ほどだった。幸いに詰まりの兆候やお腹の張りも見られなかった。以前の腸閉塞の症状を覚えていたので、慎重に身体の変化を観察した。

だが食事が開始されると思わぬ症状が現れることになった。肛門がヒクヒクして便意を感じる。一回目の手術後にも同じ症状が現れ、それが緊急手術につながる症状だったので肝を冷やしたが、看護師に伝えるとストマがあっても便意を感じることはあるらしく、とくに食事を再開したので身体が反射的に反応しているのではないかとの見解だった。恐々としながらトイレに座る。少し息むとスルスルと肛門から排出され、便器の水たまりに落ちていった。目をこらしてそれらを観察すると、純白な粘液が元気よく泳いでおり、恐れていた血液は混ざっていなかった。

ＨＣＵに転床してから三日。順調だなと思いながらも、早く一般病室に移れるようにならなければと気を引き締めていた矢先、その夜に急きょ一般病室に転床されることになった。理由はコロナの重症患者の受け入れだった。

その日の昼過ぎ、にわかに担当看護師が慌ただしくなったので話を聞くと、ＨＣＵに一人転床してくるという。通常であればごく普通のことだったが、わたしのベッド位置や全体のレイアウトを忙しなく変更していたので事情を伺ったところ、逆に看護師から確認された。

「これから人工呼吸器を装着された患者さんが来られますが、音って気になりますか？　夜も結構な機械音がするのですが、音があっても眠れたりしますか？」

看護師の質問に戸惑いながら少し唸った。寝られるか寝られないかは音のレベルにもよる。しかしそれよりも気になったのは、人工呼吸器を装着しているということだった。この時期だとコロナ患者ではないかと脳裏を過ぎった。

「もしかしてコロナの患者さんですか？」

「うーん、それは何とも言えないんだけど、どうかしら、やっぱり気になるかな？」

わたしの問いには答えず、はぐらかされた。するとにわかに周囲が騒がしくなり、大きな機械音を鳴らせながらベッドが運ばれてきた。

「シュコーン、シュコーン」

想像していたよりも遙かに大きな音だった。これじゃ眠れるはずがない。だがそれよりも恐怖が先立っていた。この当時のコロナウイルスは、ワクチンはおろかその全容すらも解明されておらず、強毒性が疑われていた。実際わたしも罹患したら高確率で重症化するものと思い込んでいた。だから看護師には眠れないと思うから移動してくださいとお願いした。

その後に主治医が現れ、これから一般病室に戻ることや今日の夕食から五分粥に食上げすること、明日に造影剤の検査をすることを告げていった。

入院時にもともといた一般病室の二人部屋に戻ることになった。手術前にいたベッドだったが、もう何ヶ月もいなかったように懐かしく思えた。冷蔵庫を開けてみる。支払いカードの期限が切れていて、生ぬるくなったポカリが何本か入っていた。

やっとここに戻って来ることができた。見慣れた景色に目を向けながら感傷に浸っていた。遠くの病室からは、夜通し人工呼吸器の機械音が響き渡っていた。

○一時退院の試練

痛み止めがあまり効かずに眠れない夜を過ごした。

激痛が身体を襲い、寝ることはおろか動くことも億劫になっていた。眠れない原因はほかにもあった。造影剤の検査が気がかりだった。

造影剤による検査は、吻合部の縫合状態を映像で確認する検査だ。肛門からバリウム（造影剤）を注入し、その映像によって不全があるか確認する。仮に不全があればその隙間からバリウムが漏れ出している映像が見て取れる。脇腹のチューブの変色はいまだなかったが、何事もないよう祈っていた。

朝の看護師の交代が行われる。毎日の検温と採血を済ませ、パウチの確認をしていく。それが終わるとすぐに内視鏡検査室へと移動し、検査台に横たわりお尻を突き出した。バリウムを入れるチューブは細く、深くに入れないので身構える必要はないという。少しの挿入感のあとに冷たい液体が流れる感覚があった。モニターに目を向けたが、漏れ出ている様子はない。検査が終わり、その場で医師の見解を待つ。医師は「様子を見ましょう」と、成否どちらにもとれる淡泊な回答を寄越すだけだった。

やきもきしていると、その日の午後に主治医が看護師を連れて訪れた。両脇腹から出ているチューブのうち、右脇腹のチューブを抜くという。まだ正式な検査結果を聞いてなかったので、造影剤の検査はいかがでしたかと伺うと、医師は「順調です」とだけ答えた。毎回の淡泊な回答に半ば呆れたが、重要な指標となるチューブの一本を抜くのだから、それなりに順調なのだと解釈するようにした。

すでに経験のあるチューブの抜去だったが、やはりそのときの苦痛を思い出して身構えた。医師がお腹の縫い糸を切る。かけ声はしてくれたが、抜くときはその痛みに叫び声を上げた。医師は冷ややかな目を向けていたが、どのようにしても防げない内臓に響く鈍痛は、ほかに類を見ない痛みだった。

しかし安心するのも束の間、今度はストマに悩まされるようになった。

ストマ付近の縫い傷から浸出液が漏れ出し、ストマパウチが剥がれてしまうことが頻発するようになった。これによって通常なら二、三日もつパウチを毎日交換しなければならず、肌が荒れ、火傷のような痛みを発していた。この頃は排液を自分でトイレに捨てに行っていたが、ストマ周辺の痛みによって歩くことをもままならず、看護師の手を煩わせていた。

さらに不幸は重なり、足の裏も痛むようになった。体重が足の裏に伝わるだけで激痛が走る。筋力が低下したことによって足の裏の腱が炎症をおこしているらしく、引きずって歩いていた。

気分が沈む。歩行が思うようにできなかった。

それでも毎日無理をして歩き続けた。狭い病棟のフロアを点滴台片手に足を引きずるようにして歩く。許すかぎりフロアを何周も歩いた。一日に何十周することもあった。そのうちナースステーションで話題になったらしく、歩いていると声をかけられるようになった。変わり者扱いされていたのかもしれない。

その姿を見ていたのか、老齢の男性入院患者が声をかけてきた。

「お兄ちゃんよく歩いてるね。一日何歩くらい歩いてるの？」

「――計ってはいないので何歩かは分からないですが、できるだけ歩こうと思って」

「そりゃえらい。この病棟で歩いてるの見るのは、あなたくらいだよ。みんなベッドの上で寝転がってばかりでさ。絶対に差が出てくるよ。わたしも一日一万歩は歩くようにしているの。だからもう来週に退院が決まってね――」

「そうですか。おめでとうございます。ところで院内のどこを歩いているのでしょう」

「わたしはもう身軽なので階段つかって病院内をぐるぐる歩いてるよ。あなたも万歩計を持ったほうがいいよ。どれだけ歩いたかの目安になるし――」

有益な情報だった。話を聞くと、かれこれ三度目の入院らしく、そのたび一日一万歩を目安に体力づくりに励んでいるようだった。わたしも見習おうと思った。

「そうでしたか。さっそくしらべて購入してみます」

「千円くらいで売っているよ」

それから病室に戻って万歩計を検索した。話のとおり千円前後で売られているものだったが、買わなくてもスマホに歩数計機能が備わっていることが分かった。自分のスマホを確認してみると、今日の歩数は二千歩ほどだった。履歴も残っていたので遡って確認してみると、少ない日は千歩前後、多くても二千歩程度だということが分かった。

これで歩行の際にスマホを携帯すれば正確な歩数が算出できる。調べてみると、健康を維持するための一日の推奨歩数があり、それはおおよそ八千歩から一万歩とされていた。それを毎日続けることで健康維持や健康寿命を延ばすことに繋がるとある。

今まで若さにかまけて健康維持など考えたこともなかったが、おじいさんとの会話をきっかけに気づきを得ることができた。それからは一日一万歩の目標を掲げて歩くことを決意した。

翌朝になると、ついに左脇腹のチューブが抜かれることになった。脇腹からの二本のチューブが拠り所だったので少し寂しい気もしたが、戦友に感謝して、恒例の叫び声を上げてお別れした。これで自分の身体についているチューブは首元の栄養点滴一本となった。

しかし変わらずストマには煩わされた。とくにその日の午後に主治医立会でおこなったストマパウチの交換は地獄だった。パウチが貼られた場所がただれ、火傷の様相を呈している。このままでは毎日パウチを交換するようになってしまうので、急きょ膿の洗浄と抜糸を行うことになった。息を吹きかけるだけでも痛いのに、麻酔なしで縫い傷から出ている膿を洗浄して抜糸するという。傷に塩を塗り込むとはまさにこのことで、年甲斐もなく悶絶の叫び声をフロアに響かせた。

日付が変わると内視鏡の検査を告げられた。にわかに緊張感が高まったが、これによって吻合部が目視で確認できるようになる。すぐにその時間はやってきた。どうか無事であってくれと願う。

検査着に着替えて検査台に横になる。雑に潤滑油を塗られてカメラを入れられる。嫌悪感を抱く前にカメラが患部に到着した。医師は念入りに静止画を取り込んでいる。検査が終わり、別室に招かれると静止画像を映しながら医師は話し始めた。

「一部に縫合不全が見られましたが、造影剤の漏れもないのでじきに着くでしょう」

医師は変わらぬ淡泊な物言いで続けた。

「縫合不全となっているのは一カ所で五ミリほどの穴となっています。これは良くある症状ですので心配ありません。明日にでも奥様を呼んでいただき進捗をお話ししましょう。退院も来週にはできると思います」

不意に退院という言葉が耳に入り、その場で目を瞑り天を仰いだ。

長い入院だったと振り返る。それでも一ヶ月半という入院期間は、大病の人と比べれば短い期間である。しかし自分にとってはかつてないほど長く、つらい修行の日々だった。九割方失敗すると言われていた縫合が無事成功し、医師にもそうだが、自分の身体にも感謝した。よく耐えてがんばってくれた。「退院」という医師の言葉で、ようやく不安の荷を下ろすことができた。

この日の夕食から全粥食に食上げとなった。お粥以外のおかずはほぼ固形食だった。固形食といっても低残渣食だから食感や味気はなかったが、それでもここまで回復したことに感謝しながらよく噛みしめて胃に流し込んだ。

そしてとうとうチューブ最後の一本となる首元の栄養点滴が抜かれることになった。これで点滴台を持って移動する煩わしさが消え、羽が生えたように身軽になった。

翌日の朝に妻が病院入りした。無事に生還できたことや、わたしが不在の家を切り盛りしてくれていることに感謝してハグをした。

久しぶりに会う妻はわたしを見て、目を丸くした。

「――改めて見ると痩せたわね。何キロになったの？」

「五十二キロ。入院前が六十四キロだったから十二キロ痩せたのかな」

「不謹慎だけどうらやましいわね」

わたしは入院着をはだけさせ、肉がそげ落ちた足を見せた。

「落ちたのは贅肉よりも筋肉だよ。階段すらまともに上り下りできないよ」

妻はわたしの手を握り、神妙な顔になって言った。

「これからがんばろうね。わたしも歩くの付き合うから――」

それから面談室に移動して主治医の説明を受けた。ほぼ不全になると思われていた縫合がうまくいっていること、一部に不全が見られたがじきに着くであろうこと、一部に不全が見られなければ人工肛門を閉じる三期手術をすぐに考えていたことなどの説明があったが、いやいや——すぐに三期手術は無理だろと思いながら、延期になったことに安堵した。

医師は最速で明日にでも退院できますと言ったが、立ち会っていた看護師が慌ててそれを打ち消した。ストマパウチの交換を自分でできるようにならないと退院はできないらしく、三日後に見極めテストをして合格すれば翌日に退院しましょうと言った。

面談が終わる。看護師の計らいで、ストマパウチの交換を妻立会でやってくれることとなった。ストマは相変わらず激しく痛み、特殊な問題を抱えている。妻も立ち会ってくれるなら心強い。

ストマパウチ面板の周囲から剥離剤を塗り込み、ゆっくりと剥がしていく。パウチシールが貼られていた肌が真っ赤にただれている。妻は渋い顔でそれを見ていた。洗浄するだけでも激痛が走る。わたしのストマは少しお腹から凹んでいるようで、病院で用意してくれたメーカーのパウチでは適合していないようだった。それにストマ周辺には縫い傷もある。悪条件が重なっており、主治医が三期手術の前倒しを考えていたのも、この事情に配慮しているのだと思った。

今までのパウチでは痛みがあることを伝えると、皮膚・排泄ケア認定看護師（ＷＯＣＮ）が別のパウチを持ってきてくれた。デンマーク製のものだった。パウチメーカーは国産もあるが外国製が多い。それぞれのメーカーで特色があり、多様な悩みに適したパウチが揃っている。標準的なものから激しい運動用のものまで、様々な種類があった。ストマにまつわる悩み事はストマ保有者の数だけある。その悩みに寄り添ってくれる専門看護師の存在は心強かった。

看護師のレクチャーを受けながら自分で交換を進めていく。いつになく真剣になって話を聞いたのは、できるようにならないと退院できないからだった。

荒れた肌に皮膚保護剤を振りかける。妻は手順を覚えようとスマホで撮影している。幸い新たなパウチの接地面がうまくストマの形状に適合したようで、痛みが薄れて動きやすくなった。

パウチを固定するベルトも買った。ベルトをすることで動いてもパウチがズレにくくなる。これで歩行も気兼ねなくできるようになった。それからは歩数を計り、足枷となっていた点滴台もないので階段を使いながら病院内を隈無く歩いた。最初は階段の上り下りに難儀していたが、そのうちに慣れ、食後のウォーキングを日課として一日一万歩を達成できるようになった。

そうして退院の前日となり、パウチの交換試験をクリアして晴れて翌日に退院が決まった。入院から四十五日が経過していた。三期手術を控え、心は完全に晴れていなかったが、それでも歓喜した。何よりもまず家に帰り、心の傷を癒やしたかった。

また数ヶ月後に戻ってくることになるが、一つのケジメとしてナースステーションに出向き、お礼を伝えた。当たり前だが医師や看護師がいなければ、今の自分はいない。その当たり前が必要となってみて、改めて医療従事者の存在に感謝せずにはいられなかった。

退院日の朝、病院の駐車場に到着したよと、妻からメールが入った。わたしは待ちきれずにエレベーターの前で待っていた。扉が開いて、降りてきた妻が両腕を広げて言った。

「やっと退院だね。おめでとう！」

妻を抱きしめた。

「色々と支えてくれてありがとう。一人では乗り越えられなかった。本当に感謝。ありがとう」

抱きしめる腕に力が籠もった。

病院を出ると見事な冬晴れだった。一ヶ月半ぶりに日差しを全身で浴びる。大きく息を吸い込み、身体のなかの陰湿な空気を入れ替えた。

見慣れた景色のはずだったが、どこの観光地よりも魅力的に思えた。家に帰ろう。近くて遠かった自宅に向け、帰路の一歩を踏み出した。

妻のコラム③

○生活の不安に向き合う――ワンオペ編――

夫の入院が年末年始を跨いでいたこともあり、悲嘆する暇もなく、さまざまな雑事を一人でこなさなくてはなりませんでした。

まず入院・手術が決まると、多くの場合にはその家族や親族が立会を求められます。病状や治療方法、さらには手術をすることになれば、術後に起こる可能性のある合併症や後遺症について一通り説明を受け、何枚もの書類にサインすることになります。

その立会要請は毎回突然にやってくるため、当日の予定を急きょ変更することも度々ありました。そのような状況だったので家事などの予定はすべて後回しにすることが必要でした。

さらには病院関係の用事だけではなく、彼の代理人として仕事が一気に舞い込んできます。例えば、彼の会社の上司に状況を報告し、休職に関する申請書類を作成したり、医療保険の書類準備や彼の病気に関する調査など、やることはたくさんありました。

他にも彼の親族に近況を報告したり、彼が家庭で担っていたことすべてを代行しなくてはならないため、時間がいくらあっても足りない状況でした。

日増しに作業量が増えて生活のペースがこんなにも一変してしまうのかと戸惑うほど、家族の時間軸は夫中心になっていきました。

このままでは支えている側も潰れてしまう。そんな危機感が募っていきました。

そこで入院が長期化することを前提にやることリストを作成し、家事や育児のスリム化を図ることにしました。単純なことですが、手を抜けるところは抜くことにしたのです。

買い物の大部分をネット注文や宅配を活用することにしました。それまでのスーパーへの買い出しよりも当然費用はかさみましたが、これまで割かれていた時間的ストレスが軽減できました。

また、子供たちにも協力を求め、簡単に作れる料理や一通りの家事を教え、役割を与えることで私自身の気力と体力も温存できました。そしてこの機会に子供たちにはお互いの協力なしに生活が成り立っていかないことを理解してもらい、自立することへの意義を教えました。


【パートナーが長期入院することになったら】

・家族会議をして子供に理解を求め、協力体制を整える
・買い物などをネットや宅配に切り替え、家事をスリム化する

・近くに身内がいれば事情を話し、いざという時のサポートをお願いする
・一人で抱え込まず誰かに相談する

しかしそれでも不測の事態はやってきます。これ以上のトラブルが起きて欲しくないと思っていたタイミングで息子が大怪我をし、救急車で運ばれる事態が起こりました。その時には彼の親族に助けを求め、難を逃れましたが、この先も不安な感情を一人で処理していかなければならないのかと気持ちが大きく沈むことがありました。

しかし落ち込んだところで状況は何も変わりません。

またいつ何が起こるかもしれない生活の中で、常に平常心を保っていなければ私自身のメンタルが壊れてしまいます。全てに対して全力投球していたら私の身体も心もついて行かず、壊れてしまうことは明白でした。

ひとまず夫のことは病院に任せよう。その時の私には割り切ることが必要でした。そうしなければ負の感情に飲み込まれ、家庭までも壊してしまう。良い意味での手抜きが必要だったのです。

それからは苦しい胸の内を自分の中で消化することが難しくなったときは、親しい友人や心療内科で話を聞いてもらうなどしてガス抜きを行いました。そうしていく内に次第に子供たちにも協力体制の理解が浸透し、何とか生活が回るようになりました。

第四章　ストーマがついた

○わたしの名は

それほど長く家を空けていたわけではなかったが、久しぶりの自宅に帰るとグッと懐かしさがこみ上げてきた。

子供たちはまだ学校で感動の再会はない。とりあえずソファーに腰を沈ませ、帰宅できた安堵感を満喫した。それでもあいつ（ストマ）は気になる存在だった。座るという動作もそうだが、一挙手一投足にあいつは干渉しながら主張していた。

まずは入院セットを簡単に整理した。それから自分の部屋に入って喫煙道具をひとまとめにしてゴミ箱に投げ入れた。もうこれからは（吸いたいけど）吸わない。心機一転、生活を一新しようと決意した。

衣類を引っ張り出して身体に当てる。入院前から十二キロも痩せてしまい、ほとんどの服はサイズが合わなくなっている。それにお腹のストマパウチが干渉して合うズボンもない。仕方ないので腰回りがゴム製の（ジャージのような）ものを選び、腰履きでズボンを履く。近いうちに洋服も一新しなければと考えていた。

一時間ほど家にいたが、歩きたい衝動に駆られる。それまで毎日一万歩を歩いていたので、身体が覚えてしまっていた。早速、歩くために駅前の美容室を予約する。美容室は歩いて二十分ほどの距離に位置していた。

妻にお願いして付き添いを頼む。玄関で靴を履いているときに気がつき、慌ててパウチセットを携帯した。今までは看護師がいたからパウチに異常があっても何とかなっていたが、これからは自分で管理しなければならない。出先で漏れて最悪のケースになることもあり得る。忘れないようにしなければと、気を引き締めた。

好天のなか見慣れた景色を妻と歩く。それだけでも幸せだったが、自分の足で歩いて日常生活を送れることに感謝した。青い空を見ているだけで感謝の気持ちが湧き上がってくる。生きて、こうやって歩けていることに幸せを感じていた。

だが十分ほど歩くと息切れしていることに気がついた。院内ではもちろん十分以上歩くこともあったが、外界の路面は病院の床とは異なり、起伏もあれば歩きにくいところもある。外界では知らないうちに体力を使っているのだと実感した。

何とか歩き、美容室に到着する。馴染みの美容師が目を丸くして退院当日にと驚いていたが、歩いて来ることができる体調に安堵していた。

事前にストマのことは話していた。シャンプーする際の仰向けの体勢がきつく、配慮が必要だったからだ。あらかじめパウチの溜まり具合も確認していた。あと一時間は持つだろう。何をするにしても配慮が必要だった。

散髪を済ますとその足でうどんを食べに行った。病院食は味が薄かったので、濃い味の食事を求めていた。しかし現実的には腸閉塞も心配なので重量食は控えた方がいい。それで妥協してうどんを食べることになった。それでも慎重に咀嚼《そしゃく》して胃に流し込んだ。妻が心配そうに見ていたので半分ほど残した。

何とか往復を歩ききり、歩数も五千歩ほど稼いで帰宅した。しばらくすると息子が帰ってきた。わたしの姿を見ると走って抱きついてきたが、ストマを案じて半身でハグをした。

「ただいま。やっと帰って来ることができたよ。しばらく見ないうちに大きくなったか」

「身長はあまり変わってないよ。お父さんこそ――」

妻があらかじめ話していたからか、息子はわたしの腹部に視線を向けた。わたしは衣服をめくってストマを見せて言った。

「お腹にストマがついたから、これからは優しくしてね」

息子は興味津々でストマを見ながら、半分ほど溜まったパウチを手のひらで弄んでいた。

「お父さん、ストマからなんか出てるよ」

「そうだよ。ストマがお父さんのお尻代わりになっているからね――」

病院にいるときに考えていた。どうせストマになるのなら、色々とオープンにして子供たちの教育にならないだろうか。パウチの交換も含めて一緒に携わってもらえれば、貴重な体験になる。まずは愛着を湧かせるようにストマに名前をつけることを提案した。

「これからしばらくこの子（ストマ）と付き合うことになるから名前つけようか」

「名前？　何があるかな」

息子としばらく考えていると、妻が横からいたずらに答えた。

「ヨシカズのストマだからカズマでいいんじゃない」

息子が奇声を上げて笑った。イイネと同調する。わたしも違和感なくしっくりとはまった。

その日からわたしのストマの名は「カズマ」となった。カズマは病院にいた頃の計測どおり、食事から約二時間で排出していた。昼のうどんでパウチはパンパンになった。

○はじめての交換

自宅で初めてパウチを交換することになった。どうせならお風呂のあとにしようと思い、息子も誘った。

まずは前回切り取ったパウチシールの型を新しいパウチの面板に合わせてペンでなぞり、ハサミで切っていく。そして廃棄用のビニール袋を用意し、隣に赤ちゃん用のお尻ふきとスマホカメラを並べた。風呂から出て、もたもたしているとストマから漏れ出るので、すぐに貼り付けられるように交換パウチや皮膚保護剤を並べてセッティングした。これでパウチを貼る準備は完了だ。

パウチを剥がすために皮膚との接着面の外周に剥離剤を流し込む。皮膚を傷つけないようにゆっくりとシールを剥がしていく。剥がれてストマが露わになったところで息子の眉根が寄った。カズマとの初対面だった。黄土色の水様便がパウチいっぱいに溜まっている。それをパウチごと廃棄用のビニール袋のなかに入れた。そのパウチの面板を写真で記録する。記録することでどのようなところが溶けて脆弱になったのかを把握し、次回の対策にするためだった。

お尻ふきを何枚か取り出してストマにかぶせる。幸いにストマからの排出は落ち着いていたので、せっかくだから息子と一緒に裸の写真を撮ろうと提案した。痩せ細ってしまった身体を記録しておけば、これから回復していく身体と比較できる。大人のそれが写ると取扱いに困ると思い、わたしはパンイチになってストマを露わにし、息子は全裸になってピースしてかまえた。その姿を妻がスマホカメラでパシャリと収めた。

少し漏れ出た排液を拭き取り、息子と浴室に直行する。二人で熱いシャワーを浴びた。病院でも数回シャワーを浴びたが、自宅のシャワーは格別だった。息子は興味津々にストマを見ていた。

「お父さん、カズマさわってもいい？」

自分でも積極的にしないことを突如子供は言う。戸惑いながら「優しくしてね」と言うと、息子は小動物を触るように恐る恐る触れていた。わたしも何度か触ったことがあるので感覚がないことは承知していたが、痛みともくすぐったさとも違う妙な感じがあった。

「お父さん、カズマが動いているよ。ほら生きてるみたい」

生きているのだよ、と心でつぶやきながら、ほんとだと答えた。確かに息子の言うとおり、ストマは貝のような小刻みな動きを見せている。すると息子が叫んだ。

「なんか出てるよカズマから——ああ、出てる——出ちゃってるよ……」

ストマから大量の排液が流れ出した。排液は足を伝って床に落ちていったが、不思議と排便特有の匂いはなく嫌悪感もなかった。シャワーをかけるとスルスルと排水口へ流れていった。

身体を拭き上げる。これから排液が漏れ出すとまたシャワーを浴びることになるので、お尻ふきをストマに当てて小走りでリビングに向かった。わたしのストマが特殊（縫い傷）だったので、パウチを貼る役は妻にお願いした。わたしはパンツを履く時間も惜しみ保護剤を振りかけると、そのまま椅子に座ってストマを妻に突き出した。

「この角度かな。いやこうか」

妻は独りごちながらストマと面板のストーマ孔を合わせている。エイッ、妻がかけ声と同時にパウチを貼りつけた。そのタイミングで娘が帰ってきた。わたしは下半身を丸出しにしながら娘に手を振った。

「今日退院して帰ってきたよ。これからはストマとの生活だから、お姉ちゃんもよろしくね」

娘は一瞥してにらみ目を向けると、無言で部屋に入っていった。

妻が小声で言う。

「久しぶりの再会でも下半身露出じゃ年頃の女の子は引くよね」

教育の一環としてオープンにしようと考えていたが、思春期の娘に理解を求めるのは難しかったようだ。その後に着衣を整え改めて娘と対面したが、まともに目も合わせてもらえず、感動の再会は泡となって消え去っていった。

○ストーマと共生する

夕食は退院のお祝いにと、正月に食べそびれて冷凍されていたイクラとカニが並んだ。

あらかじめ妻とは今後の食事の献立を話し合っていて、当面は腸閉塞対策として消化しにくい食べ物は控えるようにした。それでも筋肉を増やすため、低脂肪・高タンパクの食事を心がけ、補助食品としてプロテインを飲んだ。そして今までろくにしてこなかった腸活を始めようと、乳酸菌飲料を定期購入した。

イクラの旨みと塩みが口いっぱいに広がる。カニもほぐし身を蟹酢につけてほおばると、旨みと磯の香りが顔全体を包み込んだ。細心の注意を払って丹念に咀嚼し、納豆も豆の皮が消化に悪いからと、小粒からひきわりに変えて食べた。大好きな海藻やキノコは消化に悪い食べ物の代表例だったので、(まさに)断腸の思いで封印した。さらに念には念をと、詰まったときに何が原因だったのかを知るため、食事内容をスマホに記録することにした。

朝晩の検温もしっかりと記録した。腸閉塞にしてもその他の合併症にしても異常があれば体温に変化が見られることが多い。物書きの習性で記録生活が始まった。

課題はストマパウチとの相性だった。ストマに目を向ける。貼ってからしばらくするとストマ周辺に痛みのような違和感が出始め、時間と共にそれが強くなっていく。まだ交換当日なら耐えられる痛みだったが、それが翌日になると火傷のように刺す強い痛みとなり、酷い日には行動が抑制されることもあった。

その痛みのパターンは入院当時から変わらなかったので、自分のストマはそうなのだと割り切るしかなかった。そして痛みを我慢して行動が抑制されるよりも、お金はかかるが毎日パウチを交換して積極的に動けるほうを選択することにした。

ちなみに、わたしに適合したパウチは十枚セットで約一万円だった。仮に毎日交換すれば毎月三万円ほどの出費となる。それに剥離剤や皮膚保護剤などを加えると、充分に家計を逼迫《ひっぱく》させる金額になった。

永久のストマであれば障害等級が四級に該当し、毎月ストマパウチの購入に一万円弱の補助が出る。しかし閉鎖予定のあるストマは障害認定には至らず、パウチの購入費用はすべて実費となる。実に手痛い出費で、理解を示しつつも妻の顔が引きつっていた。

その日の痛みを確かめながら筋トレに励んだ。骨が剥き出るくらい痩せ細ったふくらはぎと太腿は自分のものではないようだった。張りのあったお尻の肉もそげ落ち、階段の上り下り程度で膝が笑いだす。家の階段で上り下りを繰り返し、部屋ではシコを踏んで鍛錬した。

医師には最低一年は腹圧をかけないよう注意されていた。実際に過度な腹圧をかければストーマヘルニアになってしまう恐れがある。だが腹筋を鍛えなければ様々な動作に支障をきたす。座って立つことや、笑うことや咳払いをすること、それ以外にもたくさんの不便があった。実際に不自由してみると、腹筋が身体の中枢なのだと改めて実感することになった。

退院一日目で気が張っていたのか、ぐったりと疲れていた。就寝前にパウチいっぱい溜まった排液をトイレに流す。いつもの手順でパウチの排出口をトイレットペーパーで丹念に拭き取る。排出口を二重三重に折り返してしっかりと封ができたか確認する。寝ている最中に漏れ出せば、寝具や着衣が大惨事になる。事前対策として防水マットを敷き詰めた。

ベッドに横になってみると思った以上にストマが突っ張っていることに気がついた。病院のベッドは電動リクライニングがついていたので、上体を少し起き上がらせた姿勢が習慣になっていたが、自宅のベッドは平らだ。病院のベッドよりも上体を伸ばして寝ていることになる。

ストマの突っ張りが気になり横向きになって寝てみたが、それもやはり違和感があった。病院でも少し試してみたが、横向きの姿勢はパウチが干渉して難しい。だが仰向けに寝ると排液がストマ周辺に滞留して肌荒れや面板シールが溶け始める原因となる。できることなら横の体勢で眠りたかったが、パウチがそれを許してくれなかった。

睡眠中も度々起きてはパウチの状態を確認した。一度寝てしまうと腹筋が使えずに起き上がることが難しかったので、手の感覚でパウチの周辺を触りながら漏れがないか確認していた。

夜中に排液を捨てに行くことも度々あった。排液がそれほど溜まっていなくてもガスでパウチが膨らむこともある。そのたびトイレに行っては排液を捨て、ペーパーでパウチの排出口をきれいに拭き取った。

だがその作業には多少の集中力が必要になる。それですっかり目が覚めてしまったので、ベッドで寝転びながら排出後の処理の効率化を考えた。パウチの拭き取りはトイレットペーパーよりも流せるウェットシートの方が時短になるだろう。

そのようなことを考えていたので結局眠れず、睡眠不足だった。幸い初日は漏れることなく朝を迎えることができたが、ストマとの共生は簡単ではない。傾向と対策を考え、地道に対処していくしかない。大あくびをして眠い目をこすった。

○オストメイト

寝不足だったが、六時に起きた。

家族の生活に合わせるためだが、病院でも同じ起床時間だったので身体に馴染んでいた。それに毎日六時に起床すると決めていた。自分の体調や仕様を正確に計るため、規則正しい生活が必要だった。

仕事は三期手術を控えていたので当面は休職することにした。傷病手当金や会社の補助によって生活費は何とかなりそうだった。

今日から自分のメニューでリハビリに取り組む。午前中なら何とかストマの痛み具合にも耐えられると思い、子供が学校に行くタイミングでウォーキングを開始することにした。せっかくなので妻も誘った。口実は互いの体力作りだったが、本音はやはりまだひとり行動は心配で、一緒にいてくれるだけで安心できた（感謝）。

弁当を作り、非常用セットと一緒にリュックに詰め込んだ。ジーパンでは腰の位置がパウチに干渉してしまうので、ゴム製のジョガーパンツを選んだ。

ただどのような服装でもパウチがむき出しになり、周囲から排液が見えてしまう。何か対策はないかとネットで検索してみると、ストマパウチのおしゃれカバーが売っていたので、すぐにポチッと購入ボタンを押した。

ウォーキングルートは今まで何度も足を運んだことのある登山道だった。登山道といっても往復で三時間かからない場所だ。そこなら往路のゴールにオストメイト用のトイレもあるし、歩けなくなったときのバスルートもある。それに、程よい傾斜の山道だったので足腰を鍛えるには最適だった。

妻と歩きながらオストメイト話に花を咲かす。妻も独自にストマについて調べてくれており、せっかくなので互いの知識を共有することにした。ちなみにオストメイトとは、病気や事故により腹部などにストマを造設した人のことを指す。公共のトイレなどで見かけるオストメイトの表示は、ストマ専用の設備があり、オストメイトが快適に利用できるトイレであることを示している。

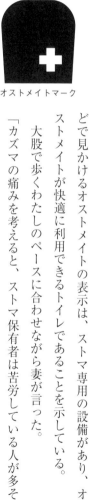

オストメイトマーク

大股で歩くわたしのペースに合わせながら妻が言った。

「カズマの痛みを考えると、ストマ保有者は苦労している人が多そうね」

わたしは両腕を大きく振り、歩みのスピードをそのままに答えた。

「そうだね。少なからず問題を抱えている人は多いと思う。あとストマと一言でいっても何種類かあって、結腸（大腸）ストマはコロストミー、回腸（小腸）ストマはイレオストミー、尿路のストマはウロストミーと呼ばれて分類されているんだ。直腸がんなどで造るストマはコロストミーが多くて、大腸が残っている分、便も比較的硬くて匂いもある。一方で自分のケースのイレオストミーは大腸がないから便が固まらずに水様便が多く、その分パウチと肌の接地面に排液が入り込みやすくて面板シールが溶けやすい。苦労が多いのはイレオストミーなんだろうね」

「一般的なパウチの交換時期ってどれくらいなの？」

「平均すると大体三日くらいだね。五日って人もいたけど、よっぽどパウチと肌の相性が良くないと達成できない数字だね」

「あなたもそれくらいもてば楽だし……」

言葉を選んでいる妻を察し、代弁した。

「お財布にも優しいよね」

たしかに毎月三万円が固定でかかると考えたら大きな出費だった。しかしパウチは延命できても機動力を失えば生活の質は低下する。もちろん長期戦となればその中間の選択だってある。どの選択をするのかは仕事面や収入面で大きく左右されそうだった。妻が神妙な面持ちで続けた。

「でもあなたの仕事が事務だったから良かったけど、これが肉体労働だったり、すぐにトイレにいける環境のない仕事だと、ストマと付き合っていくことは難しいわね」

「本当にそうだね。このことで転職を余儀なくされる人もいるだろうね。それに仮に永久のストマになって障害者認定されても毎月の補助が一万円弱だということを考えると、経済的にも左右される。ほんとはあってはならないことだけど、収入面でストマの管理の質が変わるっていうのは何とも切ない話だね」

「今まで大病になることなんて想像もしていなかったけど、会社の福利厚生はありがたいわね。わたしもいよいよ仕事を探さないといけないと思っていたから――」

「三十年近く社畜に歯を食いしばってきたことが、やっと報われた感じでうれしいよ」

「またそんな物言いして、バチが当たるわよ」

妻と笑い声を上げた。

動くたびに針に刺されるような痛みを気にしながら、大股で歩き続けた。動作の大きい歩みは身体を大きく左右にひねる。そのたび痛みを気にしながら歩かなくてはならない。気を紛らわすためストマ周辺の皮をつねって引っ張って歩いた。妻も気にして声をかけてくれるが、どうすることもできずただ耐えるしかない。冬の気候で歩いてもそれほど汗はかかなかったが、これが夏場だったことを考えると、様々な問題が思い浮かぶ。ストマとの共生の難しさを感じた。

何とか痛みに耐えて目的地に到着することができた。朝食の排出でパウチがパンパンになっていたので、その足でトイレに駆け込んだ。

オストメイト兼用トイレに入り、じっくりと室内を見渡す。何度も利用したことのある、いわゆる多目的トイレだ。今までは設備などに関心がなく、便器以外の機能が何に使われているのかなど考えたこともなかった。

改めて設備を見回る。このトイレは近年に造られているのか新しい。二〇〇六年一二月に施行されたバリアフリー新法によって、不特定多数が利用する場所へのオストメイト対応設備の設置義務が拡大された。このトイレもその恩恵を受けて造られている。多目的トイレなので赤ちゃんのオムツ交換ができる補助台などもあったが、オストメイト専用設備がついていることが特徴的だった。

関係のない人が見れば、腰高の位置に設置されている専用トイレは手洗いにも見えるが、そこにストマ部分を洗浄できるシャワーやパウチの装着に必要な姿見鏡などが設置されている。

壁にはオストメイトの理解を促す啓発ポスターが貼られていた。そこには、人工肛門でも温泉に入れるし、汚くありませんと太字で書かれている。そして大きく「人工肛門にはパウチがついているけど、肛門は裸のまま。どちらが汚いかは一目瞭然」と書かれており、思わず一人で吹き出した。

オムツの交換台を下ろし荷物を広げる。壁掛けのフックにジャケットを吊り下げ、お腹をむき出しにした。パウチに目を向けると排液の重さで垂れ下がり、皮膚が引っ張られていた。漏れがないか丹念に確認する。幸い平気そうだったので、腰高の専用トイレに排液を流した。通常のトイレであれば、腰を下げて特殊な体勢にならなければ難しい。実際にトイレで処理する際に腰を下ろしきれず、排液が跳ね上がり、着衣を汚してしまった苦い経験が何度もあった。その点、専用トイレは立ったままの姿勢で処理でき、さらにシャワー付きだから衛生的だった。パウチをすっかり空にすると、いくらか痛みが軽減された。重くなって皮膚を引っ張ってしまうことが痛みの原因になっていたようだった。それにしても専用トイレがあることは非常に心強い。当事者になってみないと分からないことがたくさんある。一人で納得しながら、深く頷いた。

弁当を広げて軽めの昼食を妻と食べる。脱水症状にならないよう小まめに水分補給する。水分は食べ物と違って排出までの時間が短い。専用トイレがあるので心置きなく水分を補給できた。自販機にあった大好きなトマトジュースも飲んだ。景色の良い眺望を楽しみながら、久しぶりの気分を満喫していた。

しばらくするとそれまで飲んでいた水分がパウチに降りてきた。季節柄、動いていないと身体が冷えてくる。昼食がパウチに降りてくるまでもう少し時間がかかりそうだったので、溜まった水分を排出して帰宅の身支度を整えた。復路は往路と違って下り坂で軽快に歩くことができた。

だが妻と談笑しながら歩いていると、にわかにパウチが膨らみ始め、歩くたびに排液がバウンドするようになった。そのうち痛みが出てきたので、重さを軽減させようとパウチの底を手のひらで支えながら歩いていたが、いよいよ限界だと思って立ち止まり、パウチを確認すると思わず大声で叫んで妻を引き留めた。

「ちょっと待って！　すごい出血してる」

パウチの中身が真っ赤に染まっていた。退院直後で無理をしすぎたのだろうか。

「救急車呼ぼうか――」

妻が言った。わたしも心臓が破裂しそうなくらい焦っていたが、今の体調を考えると、家に帰ってから自力で病院に向かったほうが良さそうだった。まずはいっぱいになってしまった排液を捨てなければと、辺りを見回した。幸い人通りも少ない農道だったので路肩の排水口に捨てさせてもらおうと、リュックから異常時グッズを取り出した。

しゃがんで排水口にパウチを向け、慎重に排液を捨てる。まだ食事の残渣が出てくる時間ではなかったので、そのほとんどが水分だった。赤く染まった水分――。んっ？　うっすら立ち昇る排液の香りに覚えがあった。流れて出ている血液だと思った水分も様子がおかしい。自分の行動を振り返ってみた。

あっ！　妻に叫んだ。

「これトマトジュースだ！」

妻は話の要領が掴めていないようで、訝しい表情でこちらを見ていたので詳しく説明した。

「これ血だと思っていたけど、たぶんトマトジュースだよ。さっき飲んだトマトジュース。匂いもトマトの香りがするし、排液もドロドロしてるし、そうだよ、トマトジュースだよ――」

一人納得して安堵していると、妻もようやく理解したのか、胸を撫で下ろしていた。冷静に考えてみれば、色のある飲み物はストマになって初めてだった。水分を摂取してから排出までの時間が短いことは承知していたが、色がそのままに排出されるとは思いもよらず、また一つ大きな教訓を得たのだった。

驚かしたことを妻に謝ると、仕方ないと慰めてくれた。

「でも、ストマも悪いことばかりじゃないよね。外でもこうやって処理できるし――」

妻はわたしが大腸を全摘出する前の生活を回顧しているようだった。その頃は外出先で急に襲ってくる切迫便意に四苦八苦し、トイレを探しては駆け込んでいた。わたしはしゃがんでパウチの口を丹念に拭きながら、感慨深い思いで口を開いた。

「そうだね。その頃に比べれば圧倒的に便利だし、見えない肛門よりも今はカズマとして愛着もある。それに立ちしょんならぬ、立ち便ができるようになったと考えれば、人間としてもスキルが上がったと自負できる。なかなか真似できることではないからね」

妻はわたしの総括に首を傾げて怪訝な表情を寄越したが、何にせよ前向きになっているなら良しだと、野糞記念日にわたしの立ち便姿を写真に収めていた。

○三期手術決定

ストマと格闘する日々が続き、退院してから一週間が経過した。退院してから初の外来診療とあり、緊張の面持ちで主治医と面談したが、現在までの生活内容を伝えると、相変わらず淡泊な返事を寄越すだけだった。しかしそんなことよりも、そのあとに予約していたストマ外来に早く行きたかった。相談したいことがたくさんあった。

退院後はストマに四苦八苦しながらも何とか無事に生活できていた。食事にも気を遣い、詰まりの心配の少ない低残渣食を常食とし、筋肉を増やすために良質なタンパク質を多く摂取した。

ウォーキングも毎日欠かさず行った。多い日には二万歩を歩き、筋トレもした。その成果で体重が一キロ増加した。自分の推移を知ろうと体組成計を購入した。体重、体脂肪率、筋肉量、内臓脂肪レベルなどを毎日記録した。保険金が予想外に多く入ったので、思い切ってスマートウォッチも購入した。スマホにアプリを入れ、食事内容や体調の変化など、事細かく記録し続けた。

外食はまったくしなかったわけではなかったが、控えるように心がけていた。行くのはもっぱら回転寿司で、大好きな焼き肉やラーメンなどの重量食は、腸閉塞の敵だからと立ち入らなかった。そのお陰か腸閉塞の兆候は幸いにして一回もなく、常に安全圏での生活を続けていた。

だがストマとパウチの問題には、その健全な生活は関係ないようだった。どんなに健全な生活を続けていようが、便の形状は水様便でほぼ変わることがない。そして水様便である限り、パウチのシールを早くに溶かしてしまう。それに縫い傷からの滲出液《しんしゅつえき》が内部からシールを溶かし、痛みも出るし、毎日のパウチ交換が必要になる。何とか解決できないものかと、ストマ専門看護師に相談したかった。

面談室に入り専門看護師と対面する。入院中にもお世話になったが、ストマという特殊な分野の専門看護師ということが心強かった。ストマのトラブルは人それぞれある。わたしのように時限的な設置だったらまだ救われるが、永久ストマだったらと考えると、今後の人生のQOLに大きく直結する深刻な問題だった。

看護師に言われるままにストマを見せた。専門看護師は眉根を寄せて言った。

「なんでこんな場所に縫い傷を作ったんだろうね、まったく。だから外科医は好きじゃないのよ。後々のことを考えないから――」

愚痴にもとれる発言に戸惑いながら、同調して頷いた。ストマ専門の看護師だから医師とは視点が異なるのだろうか。看護師は続けた。

「一応、先生には言っておくわ。ストマの閉鎖手術を前倒しにしてもらいましょう。こんな状態だと辛いわよね。これが永久ストマだったら設置場所を変えてもらうんだけど、あなたの場合は今のところ一時造設だからもうしばらくの我慢だね。これはどうにもならない。パウチのサンプルを何枚かあげるから、良さそうだったらそれに変更して注文してね」

ストマの設置場所を変えるやら、手術を前倒しにするやら、穏やかな話ではなかったが、患者側目線の発言には好感が持てる看護師だった。わたしのストマ事情に合いそうなパウチを何枚か渡され、試してみることになった。

すべての診察を終えて病院をあとにすると、しばらくして病院から電話が入った。主治医に変わって話を聞くと、次回一週間後の外来時に内視鏡検査をして、問題のあった一部縫合不全の様子を確認したいと言う。そして諸々の検査をして問題がなければ、三期手術（人工肛門閉鎖手術）を前倒しすることを考えていると伝えられた。

ストマ専門看護師が話してくれたのだろう。だが一気に心拍数が高まった。当初は半年の経過観察をしてからの手術だと伝えられていたが、それが半分の三ヶ月に縮まった。自分のストマの状態を考えると最良なことだと分かっていたが、トラウマとなっていた入院生活の心の傷を癒やすには短い時間だった。正直怖い。身体も反応して武者震いがおこった。

妻に話すと、同情を示しながらもストマのことを考えると良いことだと肩を叩かれた。わたしも答えは分かっていたので、しばらく落ち込んでから、心機一転、切り替えることにした。その晩は奮発してうなぎを頬張った。

それから一週間が経過して内視鏡検査を行うと、一部の縫合不全が完全に消失していた。その後の造影剤検査でも問題は見られず、その日から約一ヶ月後の桜が満開になる時期に手術が予定されることになった。

ネットで人工肛門閉鎖手術の内容とその予後を調べてみる。大腸全摘出や小腸と肛門の吻合手術と比較すると、多くの人が楽な手術だったと答えている。しかしトラブル続きの入院生活を思い出し、きっとまた悪いことが起こるに違いないと、晴れない気持ちでいた。

入院生活を思い出す。いまだ払拭できない恐怖の記憶に手を伸ばす。にわかに呼吸が荒くなってその手を瞬時に引き戻した。頭を振って記憶を入れ替える。

果たして自分の心は大丈夫なのだろうか。三期手術は自分との戦いになりそうだった。

○カズマよさらば

手術の一週間前になった。病院から呼び出され、主治医による手術説明を受けることになった。妻と共に面談室に入る。主治医は変わらぬ物言いで淡々と説明していく。とくに強調していたのは術後腸閉塞で、三回目の手術となるので閉塞する可能性が非常に高くなると言う。注意が必要だと促されたが、何を注意すればいいのか尋ねると、手術後にできるだけ早く歩くことだと言う。毎回のことだが、やること（歩くこと）はやり、あとは神に祈るしかなかった。

もう一つ強調された合併症があった。排便機能障害である。

人工肛門を閉じると、その後に口から入れたものは肛門から排出されることになる。だがしばらくは機能が追いつかずに一日二十回以上トイレに通うこともある。下着を汚してしまうこともあるので、オムツを用意しておくようにと医師から助言があった。

これがまだ一時的な障害なら耐えることもできようが、なかには排便障害が治まらず、術後数年経過しても一日に十回以上トイレに行く人もいた。わたしもかねてからネット情報や主治医からこの障害の話は聞いており、それで肛門機能が良好な術式を選んだ経緯もある。

だが順調にいかなかったことを想像すると、心中穏やかではなかった。現実的に考えれば、一日二十回以上の排便とは、日中一時間に一回はトイレに行くことを意味している。それだけでなく、水分補給にも配慮する必要がある。脱水症状が出やすくなるからだ。

それだけに留まらず、障害が重ければ合併症を引き起こす可能性も高まってくる。肛門に負担をかけることになるからだ。実際、人工肛門を閉じてから排便回数が落ち着かずに痔瘻などを発症させ、ＱＯＬを考えてまた人工肛門に戻す人もいる。考えるとキリのないリスクだったが、どうしても入院時の辛い記憶が蘇り、悪い連想しか浮かばなかった。

病院の帰り道、肩を落としているわたしを見て妻が言った。

「色々と考えてしまうのも分かるけど、あまり考えすぎても心に毒だよ」

わたしは低いテンションのまま答えた。

「それは分かっていても悪い予感が止まらない。だって、何か飲めば一時間でストマに下りてくる身体を考えれば、うかうかと水も飲めないし、行動範囲も限られてくる。一時間ごとにトイレに行くことになるんだから怖くてしょうがない」

妻はわたしの肩に手を置いて言った。

「怖いよね。でも一人じゃないからわたしもサポートする。何ならお尻の穴にだって薬塗るよ。一緒にがんばっていこうよ」

「ありがたいけど、あまりうれしくない」

互いに見合って息を吹き出し、笑い声を上げた。

そのときにふと思った。一人で大病と闘っていたら笑い声は出せていただろうか。ただ内省するばかりで塞ぎ込んでいたのではないだろうか。そう考えると、妻にはいつも救ってもらうばかりだった。

——入院前日の夜、家族でカズマのお別れ会をした。

お別れ会と言っても買ってきた惣菜を前に、家族の前でまた半月ほど入院しますという宣言の会だった。娘の反応はあまり良くなかったが、息子は約三ヶ月の間、カズマの世話をしてくれていたので名残惜しいようだった。

退院する頃には子供たちは一学年進級している。時間は当然だが前に進んでいる。自分も前を向いて進んで行くしかない。さようならカズマ。色々と貴重な経験をさせてもらった。できることならもう会いたくはないが、また会うことになったらよろしくね。

そう家族の前で宣言し、カズマに別れを告げた。

○手術（三回目）

例の如く入院前にＰＣＲ検査を実施し、陰性となって晴れて手術が受けられる条件が整った。

息つく暇もなく、手術準備のための諸検査が行われる。体重は退院時から約二キロ増加し、五十四キロになっていた。それでも大病前より十キロ落ちていたが、毎日リハビリに励んでいたので筋肉はある程度回復していた。

昼に最後の食事を摂り、下剤を飲む。この次の食事は肛門から排出されるのだと考えると、心配もあったが、感慨深かった。夕方に風呂に入って身体をきれいにする。そしてまた腹腔鏡の手術となるため看護師にヘソの掃除をしてもらい、これであとは明日の手術を待つだけとなった。

医師から説明があった手術時間はおおよそ一、二時間。朝九時からの手術だったので、順調に運べば昼前には終わる。何より気持ちが楽だったのは、手術後の病室がＩＣＵではなく一般病室ということだった。それほど予後は心配ないということだろうか。しかし依然として懐疑心で心は晴れず、何かあるに違いないと過慮している自分がいた。

夕食時になると主治医が看護師ではない男性を連れてきた。その男性は救命救急士だという。話を聞くと、コロナ禍で救急隊による重症患者への気管挿管の機会が増えたため、訓練としてわたしの挿管をやらせてほしいという。気管挿管は実際に行うと難しいらしく、病院でも全身麻酔する場合には、事前に義歯かどうかの確認や、今ある歯が傷つく可能性があることなどを容認する同意書に署名させられる。それだけトラブルが多い作業なのだろう。それが手練れの医師ではなく救急隊員が現場で行うのだから、難しさは容易に想像できた。

わたしでよければと、救命士に握手の手を差し出した。誰かの役に立つことができるし、徳も積める。この満足感は手術前のメンタルとしては最良だった。

就寝時間になる。とうとう明日なのだと夜空に目を向けながら思いにふける。

思えば昨年末に入院し、緊急手術を繰り返して今に至るまでの間、短いようで、とても長くて暗い時間を過ごしてきた。その時間は恐怖として深く記憶に刻まれ、今でも強く気持ちを維持しなければ、逃げ出したい気持ちになる。

だが、その恐怖は自分に様々な気づきを与え、成長させてくれたものでもあった。これから何が起こるか分からないし、総括できる段階ではないが、どのような結果になっても受け止め、前に向かって歩いて行くしかないのだと、強く心に念じた。

結局、一睡もできないまま朝を迎えた。退院してからは不眠が解消されていたが、病院に戻ると不思議とまた不眠になる。やはり緊張して身体が反応しているのだろうか。しかしどうせ全身麻酔で眠ることができる。気分は落ち着いていた。

七時を過ぎると朝食時間となりフロアが慌ただしくなった。その喧噪のなかで手術前準備が進められていく。三回目の手術とあり、手術までのルーティンは把握していたので特別な緊張はなかったが、以前から全身麻酔時にある実験をしたいと考えており、今回の手術で取材しようと心に決めていた。

時間になったので手術室に向かう。その前に談話室で待機していた妻と会ってハグをする。妻とは手術室の前で別れた。一人で歩いて手術室のなかに入っていく。手術担当の看護師と挨拶を交わす。いつものとおり麻酔科の先生の話を聞き、手術台に向かう。手術台の上で硬膜外麻酔の針を背中に入れる。今回の麻酔はベテラン先生だったようで一回で入ってほっとした。主治医らが続々と入室する。そのなかには今回の気管挿管をしてくれる救命救急士の姿もあった。目が合って、よろしくお願いしますと黙礼した。

口元に酸素マスクが被せられ、それでは——と掛け声が上がった。いよいよ実験の時間だ。実験とは、全身麻酔がどのような感覚で体内を巡り、どのように意識を失うのか、知ることだった。これは大病になる前からの疑問でいつかはと考えていたが、実際にその機会が訪れるとそれどころではなく、恐怖と緊張が勝ってしまっていた。

だが今日ならできそうだ。感覚を研ぎ澄まし、内受容感覚に意識を向ける。

左手首に確保された点滴ルートから麻酔薬が入ってきた。ひんやりとした液体が左手首から腕を駆け上っていく。液体が流れた場所は痺れながら感覚がなくなり、それは左腕から下半身、背中、首元まで上がってきた。漆黒の闇に喰われていくような感覚で恐怖に包まれる。その恐怖から逃げようとするが麻痺して身体は動かない。ついには顔半分まで漆黒に吸い込まれ、呼吸困難の苦しみを味わいながらブラックアウトした。

この間は数秒ほどの出来事だったが、観察してみるとはっきりと感じることができた。しかし正直ばかなことをしたと思った。数秒の出来事でも記憶に残る不快感があり、麻酔が醒めてもその不快感が引き継がれていた。目覚めても息苦しい。

時計を見る。十三時近かった。十一時には終わる予定だったのに二時間ほど延びていた。嫌な予感がして、まずは口のなかを確かめてみる。歯にも喉にも違和感はない。気管挿管の訓練は問題なさそうだった。看護師が目覚めの体調確認で声をかけてきたので事情を伺おうとすると、その場にいた主治医が話し出した。

「無事に終わりました。手術時間は予定よりも倍近くかかり約四時間でした。癒着がとても酷く、それを剥がすのに時間を要しました。念入りに確認しながら剥がしたのでおそらくは大丈夫だと思いますが、穿孔する場所が出てくるかもしれませんので経過観察は慎重に進めていきましょう」

重大な問題ではないことが分かり、胸を撫で下ろした。ストレッチャーが押され、手術室をあとにする。手術室を出たところで妻と会えた。大丈夫だったみたい――と自分から声をかけた。心配そうだった妻の表情が一気にほぐれた。

だが一般病室に運ばれると身体の異変に気がついた。胸から下がピクリとも動かない。頭では必死に動かしているのにそこだけ石化したように微塵も動かすことができなかった。怖くなってナースコールを押して看護師を呼ぶと、硬膜外麻酔が効き過ぎているかもしれないからと、麻酔を止めることになった。

医師の話では改善まで一、二時間かかるようだった。手術前に聞いた麻酔科のリスクを思い出し、嫌な想像が頭を過る。それから二時間経っても改善の兆しがなかったので、麻酔科の先生が来ることになった。

前回入院の不運を思い出す。また何か悪いカードを引いてしまったのだろうか。麻酔科の医師は、異常はなさそうなのでもうしばらく様子を見ましょうと言った。身体が動かない恐怖は想像以上だった。

それから徐々に石化の感覚が和らぎ、足が動くようになったのはその日の夜だった。硬膜外麻酔が使えず、点滴からの痛み止めだったので、ぜんぜん効かずに悶え苦しんでいた。痛みで眠れない。結局、耐えきれずに硬膜外麻酔を使うことになり、それからは魔法をかけられたように痛みは一瞬で吹き飛んだ。

○肛門からの排便

術後の経過観察が厳しく、水分が制限されていた。

許されるのはうがいのみ。点滴で水分が補われているから飲む必要はなかったが、口内の不快感が酷く、度々歯を磨いてやり過ごした。

今日から歩行が始まる。以前の術後に比べれば身体に繋がっているチューブは少なく、身軽に思えた。しかし手術翌日の激痛は変わらず、一挙手一投足に痛みが伴ってくる。何とかベッドから起き上がり、看護師の介助の手を借りながら一歩、二歩と踏み出していく。痛いことに違いなかったが、以前よりはいくらかマシだった。午後も精を出して二回ほど歩行した。歩けば歩くほど身体の感覚が戻っていった。

病室に戻ると、看護師が傷口の確認をするという。ストマを閉じたあとの傷口とは初対面だった。看護師がガーゼを剥がす。緊張の面持ちで注目したが、目に飛び込んできた傷は閉じておらず、十センチほどの縦傷の上下がホチキスによって縫われ、その中心部がカズマの大きさでぽっかりと空いていた。

皮膚の断面が見え、そこから腹腔へと沈み込んだ傷口が赤黒く光っている。慌てて看護師に聞いた。

「これは一体……。これからまたこの開いている部分を閉じる処置が必要になるのでしょうか」

もうできればこれ以上、痛い思いはしたくなかった。縋《すが》る思いで尋ねたが、看護師はそこまで知らないようで、主治医に伝えますと言って病室をあとにした。夕方になって医師が顔を見せた。

淡々とした物言いで医師が話し始めた。

「あなたの皮膚が張っていて思うように縫うことができず、閉じることができませんでした。しかし見方によっては、閉鎖術後の合併症として最も可能性が高い皮下膿瘍《ひかのうよう》ですが、こちらを回避するためにあえて傷口を開放して洗浄を中心とした術後処置をすることもあるので、それを採用しようと考えています。ただ治りが遅く、大きな傷跡になるため、それが嫌ならば整形外科で皮膚の移植をすることも可能です――」

難しい言葉で淡々長々と理由を話されたが、そもそも医師から話してくるべき内容だし、こちらから聞かなければ話さなかったのかと憤った。口下手で済ませられる問題ではない。

モヤモヤとする気持ちを引きずりながら就寝時間を迎えた。夜になると痛みが強くなる。看護師にお願いして硬膜外麻酔のメモリを強に設定してもらった。浮遊感に身を任せる。うつらうつらしていると、そのときはやってきた。

お尻がムズムズし始め、肛門がノックされる。便意だ。すぐにナースコールを押してどのようにすれば良いか指示を仰ぐと、可能なら自力でトイレに行って済ませてくださいというので、とうとうこのときが来たのだと、硬膜外麻酔や尿道カテーテルのチューブを急いでまとめ、トイレに向かった。

術後から食事はおろか水も飲んでいない。本来なら出るものはなかったが、前回入院の経験から粘液などが腸から下りてきて便意を催すことは承知していた。

便座に腰を落としてそのときを待つ。一般的な排便ならば同時に尿意も催すところだが、尿道からはチューブが出ていて排尿することができない。特殊な状況下で、かつ傷口の痛みによって息むこともできず、ただ筋肉を弛緩させて排便を試みるが、うまく出すことができなかった。

ぎこちない動きで痛みに耐えながら病室に戻る。内容物がないのだから、こんなものなのかと肩を落としてうとうとしていると、また数時間後に同じような便意がやってきた。難儀してトイレに向かうが、肛の門は開いてくれず、また空振りとなった。

三度目の便意が訪れたときには朝焼けが広がっていた。もう出るなら出ればいいとベッド上で開き直っていると、本当に出た感覚があり、慌ててトイレに向かってオムツを確認すると、白濁とした粘液がついていた。

トイレに座りながら、よっぽどカズマのほうが素直だなと独りごちた。すると、にわかに筋肉の弛緩が始まり、するするとお尻から何かが出始めた。自分の知っている感覚ではなかったが、最後にプスッと小さなガスを吐き出し、排便が終了したようだった。お尻を拭いて便器を覗いてみると、白い粘液が水たまりのなかを泳いでいた。

翌朝の回診の際にそのことを伝えると、順調なようで良かったですと、念願だった水分が解禁された。だが水分を摂ればダイレクトにお尻に直撃することになる。スポーツドリンクを恐る恐る口に含み、舌で転がしながら少量を飲んでいった。

ストマのときは口に入れてから約一時間で排出されていた水分が、その法則がどこ吹く風と十分後に便意が訪れ、粘液が吐き出された。このままだと身体にチューブが繋がっている状態で頻回便になる。なるべく水分を摂らないようにしてトイレの回数を調整した。その効果もあって排便回数は五、六回で抑えられていた。当初は二十回以上を想定していたので、案外順調なのかもしれないと胸を撫で下ろした。

手術から五日が経過した。朝から身体に繋がっているチューブの抜去が始まった。吻合部に留置している腸腹のチューブと点滴以外はすべて取り外されることになった。硬膜外麻酔は名残惜しかったが、麻酔が抜け、尿道カテーテルが外されると思いのほか身軽になり、手術着から自前のスウェットに着替えることができた。

午後にはCT検査が実施された。通常ならすでに食事が開始されている時期だったが、わたしの場合は癒着を剥がす際に腸を傷つけている可能性があったので、見合わせていた。夕方の回診で結果が伝えられる。少し腸の動きが悪いようだったが、明日の朝から食事を開始することになった。

うれしい反面、怖くもあった。これから現実と向き合うことになる。排便障害の度合いによっては、今後の生き方を見直さなければならない。先延ばししたい気持ちと、はっきりさせたい気持ちが混在していた。その日の夜は硬膜外麻酔がなく、点滴麻酔を使用したが、朝まで激痛で悶えていた。

○無限トイレ

朝食時間となり、三分粥の食事が病室に運ばれてきた。約一週間ぶりの食事で食欲はあったが、それよりも腸閉塞が気になり、半分ほど食べたところで食事を下げてもらった。口から入れた食事がどのようにして下りてくるのか記録しようと観察していた。スマホにトイレ管理アプリをダウンロードし、食事時間を入力して便意が訪れるのを待った。朝食を摂ったのが七時。便意は数時間あとの予定だったが、すぐに訪れた。その意のままトイレに向かう。健常時であれば尿と便のタイミングはズレて排出されていたが、この身体になってからは同時に出るようになっていた。尿が出始め、それに併せて排便も始まる。排便といっても尿と形状はさほど変わらなかったので、前からも後ろからも尿が出ている感覚だった。だが便器を見ても色がうっすらついているだけで、内容物は確認できない。訝しく思い、病室に戻ってから看護師に尋ねてみると、その反応は自然だという。理由を聞くと、食べ物が胃に入ると脊髄を通じて脳に信号が送られ、今度は脳から腸に向かって便を出すという信号が送られる。これを「胃・結腸反射」というそうだ。

一般的に健康体では口から入れたものは二十四時間から四十八時間かけて肛門に下りてくる仕組みとなっている。つまり食事を摂ってからすぐに訪れる便意は反射によるもので、実際に排出される便は昨日より以前に食べたものとなる。

わたしの場合は大腸がないので食事から排出までのサイクルは一般的なものとは異なるが、恐らく今後は、食事を摂ると反射で便意を催し、その一時間後には水分の排出で催し、さらにそのあとにも食事の排出で催すことになる。これでは一食ごとに最低でも三回はトイレに行くことになり、それが三食になればおおよそ二桁になる計算となる。恐ろしい計算だった。

そしてそれは現実のものとなって襲ってきた。自分の計算の精密さを皮肉りながら、またトイレに駆け込んでいく。それを繰り返しているうちに肛門が悲鳴を上げ始めた。ヒリヒリと刺すような痛みを発して座ることもおぼつかない。医師に聞くと、腸液が肛門周囲を荒らしてしまうため、わたしのような大腸のない人間はこの痛みと付き合っていくことになるそうだ。

医師は念のために、心配する合併症の一つである肛門周囲膿瘍《こうもんしゅういのうよう》（のちに痔瘻《じろう》）である可能性もあるため肛門を見たいという。わたしはベッドに横になった体勢でお尻を広げて医師に見せると、大丈夫ですねと言って、のちほど看護師に薬を持たせるのでそれを塗るように指示された。

合併症ではないことに胸を撫で下ろしながらも頻回便に苦しんでいた。朝食の内容物は一応出てきたが、三部粥と低残渣食だったのでほとんど原型は留めていなかった。ひとまず腸閉塞の兆候はなかったので、昼食は体力と体重を増やすためにすべて食べきった。お尻の状態とは裏腹に食欲は旺盛だった。

肛門を憂いながらトイレに座り、スマホのアプリを開いて排便回数を確認する。まだ昼過ぎなのに二桁に到達してしまいそうだった。これでは一時間に一回以上トイレに行っていることになる。自分の計算では二時間おきの想定だったが、ひとつ忘れている計算があった。肛門の炎症によるしぶり腹だった。これは大腸全摘出前から経験していることで、下痢が続くと肛門が荒れて痛くなり、その痛みが便意を誘発させる。このことによって排便回数はさらに増えていき、無限トイレという地獄絵図が完成した。

人工肛門のときにも腸液によってストマの周囲が荒れ、痛みとの付き合いに難儀していたが、この痛みが肛門に来たことで次元の異なる問題になった。今の状態では普通の生活を送れる自信がない。砂上《さじょう》の楼閣《ろうかく》の如く、生活の質が大きく崩れ去っていく姿が脳裏を過った。

ただ悪いことだけではなかった。大腸摘出前のような切迫便意はなく、ある程度の我慢ができるお尻になっていた。心配していた括約筋は大きく変わることなく機能しており、締めたり緩めたりする感覚は変わっていない。以前なら漏らしてしまうところが、ある程度コントロールできるようになっていたのは救いだった。これで我慢できない身体であったならば、詰んでいただろう。

それからも一時間に一回以上のペースでトイレに呼び出された。不思議とベッドでじっとしているよりも動いているほうが肛門の痛みは薄らいだので、肛門が刺激されるたびに病棟のフロアを周回してやり過ごした。

トイレで肛門の痛みと向き合いながら考える。閉鎖術後に一時的に排便回数が多くなることは承知していた。大病院などのホームページでは術後からしばらく経過すると回数が一日五〜七回に落ち着いてくると解説がある。あとは二期手術で造った小腸パウチ（回腸嚢）がいかに大腸機能を有してくれるのかが鍵だった。不思議なことだが、回腸嚢が時間の経過と共に大腸の水分吸収機能を有し、それに伴って排便回数も落ち着いてくるというのだ。調べたときにはにわかに信じられなかったが、主治医も同様なことを話していたので、人体の神秘と言うべきか、人間の適応能力には底知れない可能性があるのだと知った。

夕方になって交代の看護師が訪れる。仲の良い担当だったので、心配事を吐露した。

「時間が経てば排便回数が落ち着いてくるって本当なのでしょうか――」

「個人差はあるみたいだけど、少なくなるみたいよ」

「朝から半日だけで十二回も行って肛門が壊れそうですよ……」

「薬が届いていたからあとで持ってくるわね。小腸パウチが大腸のような働きをしてくれるようになるといいんだけど、それには時間もかかるし、個人差もあるみたいだから、しばらくの辛抱だね」

「それまで肛門がもてばいいんですが」

「大丈夫よ。あなたは一割の狭き門を通過してきた幸運の持ち主でしょ――」

慰めてくれているのは分かりつつ、幸運の持ち主ならそもそも大病になっていないだろうと、苦笑いで返した。

しばらくして、初々しい新人女性看護師二人がベテラン看護師と共に訪れた。話を聞くと、肛門の薬を持ってきたので患部の確認と塗布をするという。いやいや、先生に診てもらったし、薬も自分で塗ることができる。丁重にお断りすると、ベテラン看護師が割り込み、研修のためにもお願いしますという。自分の娘の年に近い女性を前にして、おじさんの一番汚いところを見せても良いのだろうかと良心の呵責《かしゃく》を感じたが、いやいや、仕事上では必要な経験だと思い直し、恥じらいながらお尻を差し出し、両手で顔を伏せた。

塗ってもらってしばらくすると、思いのほか効果を発揮し、痛みが軽減された。しかしその後も便意は続き、日付が変わるまでに二十回を記録した。そのなかで学んだことは、（ティッシュが貼りついて）お尻の毛が邪魔になることだった。衛生的にも問題がある。

いずれ介護される身になるならば、ムダ毛の処理はしておいたほうが良いだろう。心のなかで新人看護師にごめんよとつぶやきながら、このときＶＩＯ脱毛を決意したのだった。

○同室の隣人さん

翌日実施したＣＴ検査の結果によると、まだ腸の動きは鈍いようだったが、おおむね問題なしとして脇腹のチューブが抜かれることになった。これでチューブは残すところ点滴だけの一本となった。

昼には入浴が許可された。約一週間ぶりに鏡で自分の身体を見る。ついでに体重計にも乗った。前回退院のあとから懸命にリハビリに取り組み、やっとの思いで体重を二キロ戻したが、元に戻って五十二キロとなっており、身体の線も細くなっていた。

恐る恐るストマ跡の傷口を洗浄する。とくに痛みは感じなかったが、大きく穴の空いた傷口が痛々しかった。それにしてもストマがついていた頃にはストマパウチを覆うようにして防水カバーを被せ、水が浸入しないように念入りに防水テープを貼り付けていたので、その手間を考えると、入浴がずいぶん楽になった。

お尻も丹念に洗った。汚い話だが、お尻は度重なる排便で体毛にティッシュが絡まり、さらに軟膏によって常時ベタベタしていたので不衛生だった。退院したらすぐに最良なお尻ふきを用意しようと考えていたが、今は病院なのですぐに仕入れることができず、入浴時にシャワーを当ててしっかりと洗浄した。

すっきりして病室に戻ると、看護助手が慌ただしくしていたので事情を聞くと、自分のいる二人部屋に入院患者が来るという。今まで一人で快適だったが、仕方ないと荷物を整理していると、いきなり立って看護師と口論しながら入室する若い男性患者の声が聞こえた。

「おれはぜったいに人工肛門なんてつけない。つけるならほかの病院にいくから——」

「急患でこちらに来られたんですよ。それで明日の手術も決まっているのにこれからほかの病院を探すのは無理ですよ」

「じゃあ人工肛門はつけない。なんでおれがそんな物つけないといけないんだ。つけなくても大丈夫な方法を探してくれ」

「それは先ほど先生とも話したじゃないですか……」

女性の看護師が説得できずに困っていると、担当と思われる先生がやってきて口論に参加した。

「何度も言いますが、あなたは明日に大腸の一部を切除しなければいけないんです。それによって縫合部の養生をしなければならない。つまり人工肛門の造設が必要になるんです」

「じゃあ、つけないでも済む方法を教えてくれ」

「それにはかなりのリスクを伴いますよ。一ヶ月は絶食して、首元から点滴で栄養を摂り、縫合不全の可能性も高くなってきます。それに入院期間も一ヶ月以上はかかります。それでもそちらを選択しますか?」

「……それでも絶対に人工肛門なんてつけねえからな」

壮絶なやり取りを隣で聞いていた。詳細な事情は窺えず、リスクを負ってでも人工肛門を拒否する理由が分からなかったが、ひとまず歩行をするために病室を出ることにした。

点滴台を握って隣のベッドを通り過ぎる。カーテンが開いていたので一瞥《いちべつ》すると、入院着から入れ墨を大きくはみ出させた三十代くらいの強面の男性がすごい剣幕で医師たちに詰め寄っていた。

病院関係者は大変だなと思った。病院には様々な属性の人間がいて、病院関係者はそれぞれが理解するよう説明していかなければならない。何も強面の人だけが難しいのではなく、頑固な老人なども含めて、気が弱っている人間は攻撃性を増している。それにどのような属性の人間でも病気にかかることを考えると、容易な問題ではないなと病院関係者に同情した。

身体についているチューブが点滴だけとなり、軽快にフロアを歩行した。変わらず一日一万歩に目標を置き、とくにお尻の痛みによって便意が生じるときには積極的に歩くことにしていた。そうすることでお尻の痛みが軽減された。

病室に戻ると、隣人さん一人になっていた。電話で誰かと話していたので無言でベッドに戻った。聞くつもりはなかったが、狭い病室なので嫌でも会話が耳に入ってくる。どうやら奥さんらしき人と会話しているようで、話の内容から小さい子供が何人かいるようだった。わたしがベッドに戻ってくると声を小さくし、配慮の姿勢を示していたので、見た目とは異なり常識はあるのだなと思った。

電話が終わると、野太い声が飛んできた。

「すいません。電話しちゃってご迷惑かけました」

「いや、ぼくもすることがあるので大丈夫ですよ。大井と言います。よろしくお願いします」

カーテン越しだったが、隣人さんと簡単な挨拶を交わした。先ほどの先生に見せた剣幕は一切なく、穏やかな声だった。わたしは差し出がましくも気になり、会話を続けてみた。

「失礼だとは思いながらも会話が耳に入ってしまい気になったのですが、大腸の病気ですか」

どのようなアクションが返ってくるのか不安だったが、すぐに返答があった。

「なんか大腸の一部が狭窄《きょうさく》？　狭くなって詰まってるみたいで明日手術なんすよ」

「そうですか。それは大変ですね。ぼくは数日前に人工肛門を外して、今は退院待ちなんです。先ほどちょっと人工肛門の会話が聞こえたのですが、何か心配事でもありましたか？」

そう言って水を向けると、気になっていたのか隣人さんはカーテンを少し開けて、わたしに会釈してきた。

「何でつけることになったんですか？」

それからじっくりと経緯を話した。大腸を摘出して人工肛門を造設したこと、一時退院して今回の入院で閉鎖したこと、そのほか、人工肛門の苦労話や必要性などを知っている範囲で伝えると、初めて聞いた話もあったのか、隣人さんも細かな経緯などを話し始めた。

「嫁のお腹の子が来月生まれるんです。自分トラック乗りなんで、人工肛門なんてつけてられねえって思ったんだけど、大井さんの話聞いたら、ちゃんと理由があるんだなって思って――」

さらに話を聞くと、奥さんと隣人さんの連れ子がそれぞれに二人ずついて、さらに夫婦の子をお腹に身ごもっているらしかった。その事情もあって入り用で仕事も休めないのに救急搬送され、いきなり人工肛門の話が出たので面食らってしまったようだった。自身の病気については医師の説明以外、ネットでも調べたことはなく、ほぼ無知な状態だということが分かった。

「あいつら、おれがこんなんだから適当なこと言ってるのかと思ったけど、大井さんの話聞いて少し納得した。でもやっぱり人工肛門つけて療養期間なんて無理だから、リスクがあってもおれはつけないほうを選ぶよ」

わたしとは対極的だと思った。わたしのように過度に調べてメンタルをこじらせている人間もいれば、隣人さんのように余計な詮索はせずにそのときの感情で生きている人間もいる。どちらが正解とは言えなかったが、この分野は過度に詮索すれば闇が深く、諸刃の剣となって自分に跳ね返ってくる。それは自分が身をもってよく分かっていた。だから総体的に幸せというものを考えれば、知らない選択だってある。実際、昔は知りたくても知る手段がなく専門的な分野は専門家に任せるほかなかったが、今はネットですべての情報が手に入る。治療の内容や見通しなど、先読みが容易になっている。それが良いことなのか否かは、インターネット黎明期から今を生きている自分のなかではいまだ答えが出ていない。知らなくたって良いこともたくさんあるし、知って救われたこともたくさんあるからだ。

しばらく隣人さんと会話を続けていた。明日は朝九時からの手術だという。その後に身を寄せるICUなどの情報を教え、カーテンを閉めた。

軟膏と歩行の対策が功を奏し、一日の排便回数は十回から十五回に落ち着いてきた。それでも肛門は限界でトイレに座るたびに生きた心地がしない。ネットで調べてみたら何種類かの軟膏が取り上げられており、評判の良いものを医師に伝えて処方してもらった。そのことが奏功し、痛みに左右されない便意のパターンがうっすらと見えてきた。

トイレ管理アプリを見て考察する。少しずつは改善していることが分かり、とりあえず安心できた。これにより言えることは、改善の兆しがあるということだ。なかには兆しさえ見えずに人工肛門に戻す人だっている。最悪のケースではないことに胸を撫で下ろした。

翌日には食事が五部粥に食上げされた。点滴も外されることになった。傷口の痛みと便意とで睡眠はろくに取れてなかったが、気分が一気に高揚した。身体についているチューブがすべてなくなり、点滴台も引きずらなくてよくなる。翼が生えたような気分だった。歩きまくろう。これで階段なども関係なく広々と歩行できる。院内全体を歩いてみよう。何なら筋トレだってできるはず。

こっそり売店で購入したゆで卵を朝食の皿に置き、良く噛みながらすべて平らげた。食欲もあって胃も正常だったが、食事量が排便回数の増加に比例するのかなどを確かめながら、慎重に食事を進めた。幸い腸の蠕動痛《ぜんどうつう》はなく、腸閉塞の予兆は見られなかった。

時計は八時を指しており、隣人さんの手術時間が迫っていた。当の本人は小声で電話をかけている。奥さんだろうか、やっぱり怖いな、という隣人さんの声が聞こえ、自分も同じだったことを思い出して顔がほころんだ。強面だからといっても怖いものは怖い。そこに属性は関係ないのだ。

電話が切れたのを見計らって声をかけた。

「がんばってくださいね。手術時間はどれくらいでしたっけ?」

「たしか三時間くらいって言ってたかな。がんばってきます」

「術後はＩＣＵでしょうから、しばらくはお別れですね。健闘を祈ります」

「ありがとうございます」

しばらくすると隣人さんは看護師に連れられ、手術室へ向かっていった。

○退院

隣人さんを見送ったあと、自分も歩行のために病室を出た。

身体についているチューブはなく、軽快に歩くことができる。痛みが完全に治まったわけではなかったが、耐えられる程度にまで治まっていた。入院から二週間が経過しており、退院も見えてきた。人工肛門閉鎖術の入院期間は約二週間が相場だったが、わたしの場合は腸の動きが鈍かったため、先送りされていた。

少しでも体力を取り戻そうと、スマホを握りしめて歩数を計りながら病院内を歩いた。もう歩けない場所はなく、階段を使って慎重に一階のフロントまで下りていった。玄関から吹き込んでくる風が心地良い。新鮮な空気を大きく吸い込んだ。

一階の売店に寄っておやつを購入してから階段を使って自分の三階フロアに向かう。しかし階段に足をかけて踏み込もうとすると、思うように力が入らない。下りる際にも足の踏ん張りが効かずに手すりを掴みながら慎重に歩みを進めたが、上る際にも足の力だけでは踏ん張ることができず、やむなく手すりに頼りながら一段一段と上っていった。

下半身の筋力低下が顕著だった。一週間もベッドの上で過ごせばまた振り出しに戻ってしまう。人間の体力の儚さを痛感したが、それでもまた体力を取り戻さなければならない。コツコツと努力を重ねるしかなかった。

排便回数は当初の想定通り、一食につき三回ほどに落ち着いてきた。間食を取り入れながら徐々に食事量を増やしていったが、回数が大きく変わることはなかった。お尻の痛みも何とか軟膏でコントロールできている。心配していた漏れもさほどなく、就寝中に何度か漏れ出ていることはあったが、下着を汚すほどではなかった。

一日一日と欠かさず目標の一万歩を歩いた。フロアではシコを踏み、ほどよい傾斜を見つけては腕立て伏せをした。病棟ではそのような人物はわたしくらいしかおらず、度々好奇の目で見られていたが、自分のペースは崩さずマイペースでリハビリに取り組んだ。

翌日、病棟を歩いていると不意に病室から名前を呼ばれたのでのぞき込んでみると、隣人さんだった。HCUにいた。病室に入ってベッドに近づく。隣人さんの首元には栄養点滴が取りつけられていた。やはり人工肛門は拒否して一ヶ月の絶食をするようだった。

「やっぱり痛いですね。まったく動けませんよ。なのに病院の奴らはすぐに歩けって言うでしょ。絶対に無理。手術はうまくいったみたいだけど」

「それは良かったですね。ただ術後の歩行は無理してでもやったほうがいいですよ。癒着防止には歩くことがいいみたいですから」

「病院の奴らも癒着、癒着って言うんですけど、何ですか癒着って？」

それから癒着について分かりやすく解説した。お腹の手術をすると必ず癒着すること、その癒着度合いによっては別の合併症を引き起こすこと、そして腸閉塞の恐ろしさなどである。隣人さんは真剣に聞いていた。医師の言葉は聞けなかったが、わたしの言葉は多少聞けるようだった。

「そうなんだ。じゃあ歩かなきゃだね」

「そうですね。歩くことで癒着もそうですが、心肺機能も早く回復していきます。つまり退院も早くなるってことです」

「それで大井さんいつも歩いてるんだ」

「自分くらいになると逆に変わりもの扱いですけどね」

隣人さんは笑顔を見せた。生まれてくる子供のためにも早く退院して仕事を再開したいと力説していた。比較的に元気そうで安心した。お別れを告げ、病室に足を向けた。

病室に戻ると看護師が探していたらしく、今からレントゲン室に向かうように言われた。二日に一回は撮っているレントゲンだが、いまだ腸の動きが鈍いらしく、ガスが滞留しているようだった。これが改善されない限り退院は難しいという。自分ではやることはやっていたので、あとはお腹の腸子（調子）次第だった。

昼食を食べてまた歩きに出る。その道中で隣人さんの姿を目にした。看護師に補助されながら必死の形相で歩いている。助言を聞き入れてもらえたようで思わず顔がほころんだ。入院着から立派な入れ墨を覗かせ、周囲から見れば近づきがたい存在だったが、隣人さんなりに努力しているようだった。

翌日の昼に隣人さんが隣のベッドに戻ってきた。まだ安静を要する状態は変わらず、チューブもたくさんついていたが、元気を取り戻しているようだった。

わたしが昼食を食べていると匂いがするのかお腹が空いたという。これから一ヶ月の辛抱ですねと返すと、どうやら医師たちに反発していたことを少し反省しているようで、助言にはそれなりの根拠があるんだねと、トーンを落としていた。遠回りのようなことでも結果的に近道になることがある。自分も病院でそのことを学んだと伝えると、隣人さんは少し黙り込んでからおもむろに口を開いた。

「この年で勉強するとは思わなかったな……」

「ぼくも同じです。アラフィフでこんなにたくさん学ぶとは思いませんでした」

「えっ、嘘でしょ？　おなじ年くらいかと思った」

「おいくつなんですか」

「三十八歳です」

「それじゃあ、早く気づきを得て良かったですね。ぼくは遅かったけど」

「大井さんはどんなことを学びました？」

「もちろん病気のこともそうですが、とくにサポートしてくれた妻には頭が上がりません。健康観なども大きく変わりましたし、歩くことも好きになりました。だけど最も変わったのは感謝の念が強くなったということでしょうか。それまではあまり人に世話にならないように生きてきましたが、病院に入ってからは世話されっぱなしで、ほかにも親族、友人、会社、みんなに世話を焼いてもらって、百八十度考えが変わりました。ひとりで生きていないって――」

　隣人さんは頷きながら口を開いた。

「おれも同じです。嫁もそうですけど、会社にも心配せずに治療してこいって言ってもらって、その間の籍も抜かずに待ってるって――」

「それじゃあ、なおさら早く元気に復帰しないといけませんね」

　医師と言い合いしていた数日前の隣人さんの表情とは異なり、決意を感じる強い顔になっていた。

　それから隣人さんはリハビリに出かけ、わたしも歩きに病室を出た。隣人さんは痛みに耐えながら一生懸命に歩いていた。

それから数日が経過し、レントゲンの結果で腸の動きに改善の兆しが見られたらしく、主治医が明日にでも奥様に病状の説明をして退院日を決めましょうと言った。病室に戻って妻にメールしていると、隣では硬膜外麻酔と尿道カテーテルが抜かれているところだった。隣人さんの悶絶の声が聞こえる。あとでどうでしたかと聞くと、もう二度と味わいたくないと苦笑いしていた。

翌日の朝、妻と一緒に主治医の説明を受けた。手術の際には腸の癒着が酷く、それらを剥がすために大幅に時間がかかったこと、そしてその腸が術後に動きが悪く、腸閉塞の心配をしていたことなどだったが、今は良好だということで医師との最終的な確認で二日後に退院が決定した。

隣人さんにもそのことを伝えると、うれしそうに、だけど切なそうな表情を浮かべていた。今日は点滴台を引きながらがんばって千歩あるいたのだと教えてくれた。痛みが残っているのにがんばりましたねと言うと、うれしそうな笑顔を浮かべていた。

退院が見えて身の回りの整理を始めた。病院へのお礼はどうしようか考えながら、書類をまとめ、衣類をまとめ、カバンに詰め込んだ。病院へのお礼は今までも考えていたことだったが、やっぱり寄付という形で納めようと思った。それが一番スマートだった。

退院の前日となり、ナースステーションに改めてお礼を伝えに行った。仲の良い看護師から苦手な看護師まですべての人にお礼の言葉を向けた。

排便の回数は一日十回程度に落ち着いていた。この回数から減っていくのか否かは、この先の課題だった。通常食を自宅で食べ始めれば当然病院食よりも量が増え、排便回数も増えていくだろう。不便な生活にしたくないのであれば一日七、八回には抑えたい。生活の質のための一つのラインだった。

隣人さんがリハビリから戻ってきた。わたしの姿を見て、いよいよ明日ですねと言った。今日はがんばって五千歩あるいたと、うれしそうに教えてくれた。退院する自分と、これからがんばっていく隣人さん、かつてわたしも入院男性に気づかされたように、うまくバトンを繋げられてうれしかった。

退院当日の朝になった。朝食を済ませてから顔と歯をしっかりときれいにした。鏡を見る。やつれた顔にひげ面とあり、少し老けて見えた。

入院カバンを二つ持ち上げる。病室を出る前に隣人さんに声をかけた。

「色々とお世話になりました。このカード余ったものですので使ってもらえるとうれしいです。健闘を祈ります。がんばってください」

使い切れなかったテレビと冷蔵庫用のプリペイドカードを差し出した。隣人さんは会釈をして遠慮しながら受け取り、おもむろに口を開いた。

「晴れやかな日なのにこんなこと言うと場違いだけど、正直少し寂しいです。もう少し、色々話を聞きたかったなって――」

せっかくなので、わたしからも一つお願いをした。

「一つお願いですが、同じような人がいたらぜひ積極的に声をかけてあげてください。ぼくもそうしてもらったし、ぼくからあなたに声をかけて繋がることができた。同じように不安な人がいたら話を聞いてあげてください。それだけで救われる人もいると思うので――」

「こんなんでも大丈夫かな?」

隣人さんはいたずらな表情を浮かべ、腕の入れ墨を見せてきた。

「ぼくもそうだったように病院ではそんなの関係ありません。みんな気が弱っている同志ですよ」

隣人さんは笑って、そうですねと答えた。最後に握手をしてその場で別れた。

フロントで精算を済ませて妻と合流した。病院の門を出る前に妻が言った。

「今日は曇りの予報だったのに今は晴天だよ。洗濯物干してくれれば良かった――」

「ぼくは晴れ男だからね――お天道様も祝ってくれているのだよ」

二人で大笑いして病院をあとにした。

入院から十八日目での退院だった。これから新しい自分との付き合いが始まる。不安も大きかったが、ひとまず退院できたことに感謝して、新しい生活に取り組む覚悟を決めた。

妻のコラム④

○夫にストーマがついた

夫がオストメイトになると聞き、一時は取り乱し、戸惑いましたが、受け入れるしかありませんでした。さらに彼のストーマ環境が特殊らしく、パウチの交換を一人で行うことが難しいようで、夫婦連携して乗り切ることになりました。

当初は正直に話せば、彼の排泄物の処理に多少の抵抗はありました。しかし彼の排液の匂いはそれほどなく、ストーマから出ていることもあり、次第に抵抗感は薄れていきました。

介助されることについて、彼自身どう思っているのかも不安でした。

年甲斐もなく惨めな気持ちになっていないだろうか。気丈に振る舞っている彼を見て、心配したことが何度もありました。お風呂上がりにパウチを貼り付けようとしたらタイミングが合わず、ストーマから排液が漏れ出し、全裸のまま苛立ち慌てる夫の姿に何だか見てはいけない姿を見てしまったようで気まずくなったこともありました。

そこで以前に師長から聞いたことを思い出しました。看護師長の「腫れ物に触るような接し方をすると相手も気を遣ってしまうから、普段通りで良いんですよ」との助言です。

幸い彼にも悲壮感は見られず、ストーマに名前を付けるなどの前向きな姿勢が見られたので、それから私も気を遣うのをやめ、本音で彼と話すようにしました。


【パートナーがストーマになったら】

・子供に理解を求め、協力体制を整える
・そのこと自体をタブーにせず家族会議であり方を話し合う

夫とはあらかじめ話し合い、ストーマを家庭教育に取り入れることにしました。反抗期の娘には、股間を露わにしてパウチを交換する姿は刺激が強いようでしたが、息子には良い教育になっていたようです。

ある日、彼がバナナうんこができないことに悲観していたとき、息子が一本の細長いチョコレートクッキーを焼いて、お父さんにプレゼントして励ましていました。ただの笑い話に聞こえるかもしれませんが、その気兼ねない接し方や絶妙なユーモアは、障害を抱えている人へも分け隔てなく接する姿勢が見え、とても感心しました。

特殊な状況だからこそ、我が家にとってのプラスを考え、一致団結し、夫の障害を受け入れました。介助の延長線上に魂の触れ合いをした気がしました。

もしも夫との仲が悪かったり、信頼関係が崩れていたとしたら、介助をすることに少なからず抵抗があったかもしれません。いくら夫婦であってもセンシティブな問題です。余程の信頼関係がない限り、踏み込むことは難しいでしょう。しかしいつかは自分にも降りかかってくるかもしれない問題だと思うと、日頃から関係性を養っていくことが大切だと感じました。

災害時の対策も重要です。

地震や台風などの自然災害が日本各地で活発になっている中、災害はいつどのタイミングで自分を襲ってくるか分かりません。

仮に被災した際には、早い段階で水や食料などの救援物資が届きますが、ストーマ装具品などはインフラが寸断され、しばらくは入手困難になってしまうことが考えられます。

オストメイトにとって、装具は大事なライフラインでもあります。万が一を想定し、防災グッズの中身を見直しました。


【防災対策】

・パウチを二週間分確保（パウチの面板シールはあらかじめ使用サイズに穴開けしておく）
・お尻ふきや剥離剤などの関係備品整備

・装具販売店情報や自治体の支援体制などの確認
・ヘルプマークの明示

いつでも持ち出せるようにリュックにひとまとめにして玄関のわきに置くことにしました。自治体によっては災害時用のストーマ装具を備蓄していることもあるので支援体制を確認しておくと良いでしょう。今は認知度も広がったので「ヘルプマーク」を明示しても有効だと思います。市役所などで申告すれば入手できるので、あらかじめ何枚か取得して、防災リュックに吊り下げておくと安心です。

彼の病気を通して、世の中にはＩＢＤやオストメイトを始めとする、外見では判断が難しい障害を抱えている人が多くいるのだと学びました。せっかくの経験ですので、この学びを子供たちとも大切に共有し、共助の精神を養っていこうと思います。

第五章　病気や障害と共生する

○新たな自分とのスタート

退院してまず決意したことは自分を知ることだった。

自力排便する生活がこれから始まる。何が起こっても病院のようにすぐに対処してくれる環境はない。ひとまずは自分で何とかしなければならないため、様々なケースを想定して持ち物などを整えた。

幸いストマの異常時セットが転用できたので、漏れなどで下着を汚しても対処できるよう準備を整えた。日中では、おおよそ一、二時間に一回のペースでトイレに行っている。出かける際にもトイレの場所を想定しながら外出することにした。

自宅で通常食を摂るようになり、やはり排便事情に変化が出てきた。病院ではお粥だったお米が自宅では普通食となり、おかずも比較的に固形物となっている。それによって便の形状も水様便からドロドロとした泥状便《でいじょうべん》に変わっていた。

退院してしばらく経つと、徐々に自分の身体の仕様が分かってきた。

まずは、ガスだけを出すことができなくなったことだった。健常であれば当然ガスだけ出すことはできる。自分もかつてはそうだった。しかし大腸を摘出してからは便とガスを並列に扱うことができなくなり、ガスを出す＝便を出すといった直列機能になった。その仕様からトイレに行ってもガスが出るまで排便は終わらず、逆にガスが出ないと残便感となって頻回便となる。ガスが出るまでトイレで粘るため、トイレタイムが大幅にかかるようになってしまった。汚い話になるが、便とガスが一気に噴き出るため、大きな爆発音と共に排便が飛散して便器を汚してしまう。そのため、汚れたお尻と便器をケアする道具も必要だった。

そこでお尻には外でも使用できて便器に流せるタイプのお尻ふきと、便器を小まめに掃除できるトイレシートを携行するようになった。自宅だったらまだ爆発音がしても理解が得られるが、外だと目立つため、極力多目的トイレを使用していた。

懸案事項もあった。小腸の長さが健常者の半分以下になってしまったので、うまく栄養を吸収して体重が増えていくのか心配だった。体重が増えずに落ちていくようなら新たな治療が必要になる。短腸症候群という疾患になるが、医師からも注意するよう言われていたので長い目で観察する必要があった。

それらの問題を可視化するためにアプリでの健康管理に取り組んだ。

今ではスマホ用の健康管理アプリは多数存在しているが、なかでも毎食ごとの食事を入力することでおおよその摂取カロリーが分かり、かつ栄養状態なども教えてくれる無料アプリが便利だ。わたしは「カロママ プラス」というアプリを使用しているが、今まで何となく頭で考えていた栄養計算が可視化できるようになった。

農林水産省の情報では、成人男性の一日の必要摂取カロリーは二二〇〇キロカロリー前後となっている。その数字だと体感的には少し物足りないくらいの食事量となり、つど満腹感を得る量ではオーバーカロリーとなる。わたしの場合には体重を増やす必要があったが、失われた体重の大半が筋肉だったので、タンパク質量に注意しながら献立を考え、同時に運動を取り入れる生活習慣に切り替えた。

また、排便の管理は乳児用の管理アプリを使用した。わたしは「ぴよログ」というアプリを使用しており、食事や排便、排尿などが記録でき、排便回数の変遷がグラフによっても分かるようになっている。

これらのアプリの組み合わせによって「何を食べたら何回出る」が可視化されるようになり、これによって食事の相性も浮き彫りになってきた。

ちなみにわたしの場合にはカレーとの相性が良くないようだ。大腸を失う以前にもカレーを食べて体調を悪くし、大腸摘出後も便の回数が増える食べ物だった。これには個人差があると思うので、自分を知るためにも記録生活はおすすめしたい。

ほかにもわたしは一冊のノートに記入枠を作り、体温、体重、体脂肪や筋肉量などを記入するようにしている。毎朝晩の決まった時間に検温することで体調の異変を察知できるし、体重の増減も一目瞭然となる。それに診察時の特記事項などを記しておけば備忘録にもなる。記録することなく記憶が曖昧になって不安になることがなくなるので、こちらもぜひおすすめしたい。

記録生活において一つ注意を促すなら、無理をしないことだと思う。

あくまでもわたしの場合は性格で記録生活となったこともあるので、自分に見合った管理方法を見出すことが重要だ。大切なことは新たな自分を知ることである。今まで把握していた自分の仕様が病気となって一変し、それによって生活が揺らぐようになるのなら、遠回りしてでもまずは自分を知り、その後の生活を快適に過ごしていくほうが結果的に近道になる。

ぜひ自分に合った管理手法を見出してもらいたい。

○男性機能

かねてから気になっていたことがあった。

それは手術の説明時に医師から言及されていたことだった。男性機能である。

先述のとおり、男性機能とは勃起や射精を意味している。入院中はそれどころではなく、退院しても生きることに必死で性欲は二の次となっていたが、ふと、どうなのだろうかと気になり始めていた。

退院後から排尿のたびに会陰《えいん》（陰嚢《いんのう》の後方の境から肛門までの間）が痛い。短期間に何度もわたしのような手術を受けると、癒着により男性機能が失われる可能性があると医師から告げられていた。しかし検証はいまだしておらず、はたして機能するのか心配があった。

勃起はない。もちろん自分でも触ってみることはあったが、会陰が痛くなって断念した。医師にも相談してみたが、経過を見ていくしかないと解決策は提示してもらえず、気を揉んでいた。

妻に相談すると、大病のあとだから急ぐ必要はないが、お腹の傷もある程度塞がってきたので、試してみたいなら試合してみようと返答があり、まだ夫婦の営みを放棄するには早すぎる年齢だったので、練習試合と称し、ぶつかり稽古をすることになった。

それまで年齢の上昇や子供たちの世話などで試合の回数は少なくなっていたが、まったく皆無というわけではなかった。肌をぶつけ合うことでしか得られない感情もある。互いの気持ちを整えるため、年に数回の試合を大切にしていた。

子供ができてからは自宅で試合はできず、遠征が常だった。幸い近所によい稽古場があったので、そこが遠征場所となっていた。妻と日取りを決め、互いに緊張しながら稽古場の門を潜った。

肋骨が剥き出た痩せ細った身体にまわしをつける。いつもの感情とは異なり、今回の試合は介護色が強かった。互いに正座となり、お辞儀を交わす。しばらくの間、がっぷり四つで押し引きを繰り返す。だがピクリとも動かない。妻がまわしを持ち上げ、押し出そうと果敢に攻めてくるが、土俵際になると会陰が痛くなり、度々試合が中断された。妻が心配そうに口を開いた。

「無理しなくてもいいんじゃない。痛むんでしょ?」

わたしは諦めきれずに取り直しながら答えた。

「ここで諦めたら今後もダメなような気がする」

「何ヶ月か経ったらケロッと治っているかもよ」

妻の助言はもっともだったが、動物的な勘が働き、嫌な予感がしていた。しかし依然状況は変わらず平行線だったので仕方なくその日は諦め、手で心の字を描き、妻に感謝して土俵をあとにした。ダメなものを考えていても仕方ない。妻の言うとおり、しばらくすれば回復するかもしれない。淡い希望を持ちながらしばらくの休業を受け入れることにした。

それから数ヶ月が経ち、新たな生活も軌道に乗り始めていた。当初心配していた排便回数は改善を見せ、一日平均七回ほどに落ち着いていた。これによって生活の質が高まり、行動範囲も広がった。体重も増えたり減ったりを繰り返していたが、入院時よりも二キロほど増えて五十四キロになった。幸いそれまでに腸閉塞の予兆もなく、引き下げていた食事レベルも徐々に通常食へと引き上げていった。

しかしいまだ男性機能が働くことはなかった。働く前に会陰が痛くなり、引きつるような痛みが機能を停止させる。ネットでも調べてみたが、潰瘍性大腸炎での大腸全摘出後に機能不全になる人の例は少なく、そもそも情報自体がない。タブーとされているのか、参考になるような事例は見当たらなかった。

男性に限らず、女性でも癒着による障害はいくつか報告されている。膣《ちつ》と腸が貼りついてしまう膣瘻《ちつろう》を発生させる事例や、卵管が癒着することで自然妊娠率が低下する例など、わたしに限らず、性別問わず、癒着による障害は根が深そうだった。

改めて妻に相談してみる。変わらず会陰痛があることや勃起がないことを話すと、以前のノーゲームから数ヶ月経過しているので、再試合してみることになった。

前回黒星の記憶が脳裏を過ぎる。バイアグラに代表される改善薬にしがみつく男性の話はよく耳にしていたが、実際にその問題の渦中に立たされると、ショックは大きかった。できることなら変わらずおとこでいたい。威厳にかかわる問題だった。

性欲とはほど遠い、不安な感情で遠征に向かう。間もなくして稽古場に到着し、まわしを着けて準備を整えた。両手で顔を叩き、土俵に上がって妻と向かい合った。

妻の胸を借りて思い切りぶつかっていく。がっぷり四つに組んで押し引きを続けるが、まったく反応しない。感覚はあるのだが、土俵際になると会陰が痛くなり屈み込んでしまう。しばらく稽古を続けてみるが、前回同様、いや、ゲームメイクすらできなかった。わたしは落ち込みながらも意を決し、妻に言った。

「もうダメだと思う。ごめん。この年齢でダメになるとは思わなかった。もう引退するよ」

妻が肩に手を置いて言った。

「夫婦はこれだけじゃないから大丈夫だよ。それにそのうちケロッと治っているかもしれないし」

「医者にも相談したけど、一年経ってもダメなら難しいかもって。おしっこも出にくくなってるし、今までとは感覚が違うんだよね」

とくに触れた際の感覚、感度は今までと異なり鈍感になっていた。頻《しき》りに謝るわたしを見て妻が口を開いた。

「わたしのことなら大丈夫。もう可愛い子供二人授かったし。それにあなたが気を遣うのも気が引けるから、それなら前向きに引退しよう」

そうして互いにハグをして稽古場をあとにした。そのあと二人で久しぶりのイタリアンに行き、引退式を行って、マゲを切り落とした。

手術によって思わぬ障害を抱えることになってしまったが、これも神から与えられた試練だと考えれば、乗り越えられない壁ではないはずだ。役割は一つ失い、排泄機能だけとなってしまったが、それでも自分の身体の一部として愛着もある。これからも相棒として大切にしていくことを心に誓った。

○ＶＩＯ脱毛

退院してから半年後、色々と考えた末にＶＩＯ脱毛することを決意した。

妻とも話し合い、今後、互いに介護が必要になったときには下の世話は必須となる。それならば今のうちに下の毛を処理しておこうと、わたしのみならず妻も巻き込み、一緒に脱毛することになった。

介護を口実にはしていたが、わたしには今すぐにでも必要な処理だった。

先述のとおり、大腸摘出後からわたしの身体は便とガスが一気に噴き出す仕様となった。そのため、お尻を汚すのでウォシュレットが欠かせない。しかし肛門の周囲に毛があると拭き取った際にティッシュが絡んでしまい、不衛生な状態になってしまう。これが一日一回ならまだやり過ごすことができたが、一日十回近く排便する身としては、かなりのストレスになっていた。

脱毛などとは無縁だったので情報は何もなかった。妻に聞いてみると、腋毛の処理で脱毛したことがあるという。その当時の記憶を頼りに、近場で安く、信頼できそうなクリニックをインターネットで探していった。

この手の美容クリニックには詐欺まがいな場所も多いと聞く。妻と一緒に口コミや脱毛機器の仕様などを調べながら慎重に選定していくと、比較的耳なじみのあるクリニックを見つけ出した。施術は全六回で六万円ほどの料金だった。早速、妻と二人分を申し込むと、日時を決めて説明を聞くことになった。

クリニックの門を潜る。清潔感のある華やかな門構えのクリニックだった。美容が行き届いた受付の女性に別室に案内され、妻と一通りの説明を聞き、正式に契約した。施術後は最低三ヶ月の期間を空けなければならないため、全六回を完了するには数年の期間が必要だった。

入金を済ませ、一回目の予約を入れる。せっかくなら妻と同じ日の近い時間にしようと予約を入れた。事前説明のなかでは、施術前には自分ですべての毛を剃ってこなければならない。これを怠ると別料金となってしまうため、確実に処理しておく必要があった。

施術前日となり、カミソリ片手にシャワーを浴びる。今まで手入れなどしたこともなかったので、下の毛は元気に伸び散らかしていた。これにいきなりカミソリを当てても剃れないので、ハサミでカットして短くし、それからカミソリを当てて慎重に剃っていった。

Vゾーン（前面部）ならまだ剃りやすかったが、これが玉の袋部分やIゾーン（会陰部）、Oゾーン（肛門周囲）になるとなかなか難しい。湾曲しているのでカミソリを慎重に滑らせていく。中腰に屈んで床に鏡を置き、その鏡を頼りに処理していった。

何とか処理して生まれたままの姿になった。その夜に息子と風呂に入ると目を丸くし、「病気で抜けちゃったの？」と驚いていたので、病気でお尻が汚くなっちゃうからきれいにしたんだよと、正直に説明した。

施術当日になった。施術する看護師に余計な心配を与えたくなかったので傷口はすべて絆創膏で塞いだ。施術時間はおおよそ三十分と聞いていたので、その日の朝食は抜き、万全の態勢で挑んだ。

病院とは異なる緊張感を持ちながら一畳ほどの部屋に身を寄せた。看護師に言われるまま紙パンツに履き替え、ベッドに横になった。

「それじゃ、早速施術していきますね」

その声と共に顔にタオルが被せられた。緊張しながら事前案内の注意事項を思い出す。それは一部の男性で施術中に男性器が反応してしまうということだった。なぜなら施術するために男性器を触らなければならず、例えるなら車のシフトノブのように扱われ、その際の刺激で反応してしまうというのだ。そうなれば施術は中断し、その日は帰宅してもらうという。

その点、わたしは安心していた。その心配がないからだ。安心して看護師に身を任せることができた。

紙パンツが破られる。男性器の先端を持たれ、シフトされていく。まだわたしは病院介護で慣れていたが、これが初めての処置であったならば、注意事項のようなハプニングがあったかもしれない。

いよいよ処置部にレーザーが当てられていく。看護師に聞くと、レーザーが黒（毛根）に反応して焼きつけることで毛を生やす組織を破壊するという。わたしの感覚ではちくりと刺される程度の痛みで耐えられるものだが、一部の人は麻酔を要するという。

バチバチと音を鳴らせながらレーザーが当てられていく。熱で破壊しているだけあって焦げた匂いと瞬間的な熱を感じる。同時に機器から冷水が吹きつけられ冷却されていく。規則的に照射されながら場所が移り変わっていき、シフトされながら先っぽ以外の場所が照射されていった。袋は器用に伸ばされ平面にしてから当てられている。さすがに扱いが慣れていると思った。

IゾーンとOゾーンは横になった体勢で照射されていった。肌の弱い部分だから痛いかと警戒していたが、それほどでもなく終わり、全箇所で十五分ほどの施術となった。前後の受付を含めても一時間はかからなかった。それまで構えていた身からすると、こんなものなのかと呆気に取られたが、一時間以内に施術が終わるのなら継続して利用しやすい。

それから丸一ヶ月、何も毛が生えてこなかった。このままなのか……と逆に心配したが、一ヶ月を過ぎると産毛が生え始めた。排便後の処置は見違えるほどに楽になった。ティッシュが貼りつかないし、シートで拭く際にも楽に処理できた。

産毛が時間と共に太い毛に変わっていく。一回だけの施術でもかなり密度が薄くなったが、それから二回、三回と繰り返し施術を行い、全六回が終わるときにはVゾーンの密度は当初よりも五割以上薄くなっていた。Ｉ・Ｏゾーンも見違えるほど少なくなった。

それでもまったくの無毛にはならなかったので、追加で施術するか否かは、また様子を見て考えることにした。クリニックの話では、一期（全六回）で無毛になる人は希で、二期、三期でようやく無毛になるそうだ。それも個人差があるようなので、興味があれば詳しくはクリニックで相談してもらいたい。

実際にＶＩＯ脱毛を行ってみた感想としては、同病同志にはとても有用であると声を大にして言いたい。とくにわたしのようなＩ・Ｏゾーンが毛深い人にはぜひおすすめだ。排便後の処理がとても楽になるし、衛生面でのストレスが大きく軽減された。

ただし、脱毛の間は注意が必要だ。無毛の期間が長く、わたしのような温泉好きだと熱い視線が集まるので周囲への配慮が必要になる。また、高齢になると羞恥心から脱毛に及び腰になるので、若いうちに処置することをおすすめする。

○社会復帰の目途は

三期手術（人工肛門閉鎖術）が終わり、退院してから半年が経過しようとしていた。

それまで体重の増減はあったが、やはり心配していた夏場に体重が大きく減った。水分を摂れば排便回数が増えていく。それでも飲まなければ脱水症状で身体に倦怠感がやってくる。体力もないので夏バテになり食欲もなく、一度病院で栄養状態が悪いからと点滴治療を行うこともあったが、それでも秋になる頃には、五十八キロまで回復していた。

一日の排便回数も平均して六、七回に落ち着き、自分の身体の仕様もおおよそ把握できるようになった。退院当初から妻に付き添ってもらっていた外出も一人で動けるようになり、そろそろ仕事復帰してみようかと考えていた。

同病同志のケースを調べてみると、人工肛門閉鎖術後に特段の合併症がなければ一ヶ月以内に社会復帰している人が多く見受けられる。病院などのホームページを見ても、入院から社会復帰までにかかるおおよその期間は三ヶ月（緊急手術では五ヶ月）とされており、緊急手術のケースを含め、いずれも人工肛門閉鎖から一ヶ月ほどで復帰できると見込まれている。

一方でわたしのケースでは、最後の手術から半年間は静養し、その間に良質な食事と適度な運動で身体を元に戻し、同時に排便コントロールができるよう様々なケースを想定しながら自分の仕様を観察してきた。

もちろん様々な都合で長期静養が叶わない人もいるし、重度の合併症で一般的なケースが当てはまらない人もいる。しかしここではあえてそれらの事情を省き、身体のために必要な静養期間というものを考察したときに、わたしの経験上、最終手術からの復帰は一ヶ月では足りないのではないかと考えている。なぜならその時点ではまだ排便事情は落ち着いておらず、体力もまだまだ回復途上だったからだ。

わたしの記録しているデータを遡ると、その頃の一日の排便回数は平均して十回ほどとなり、体重もまだ五十四キロで全盛期と比べれば、十キロ近く低い数値となっている。それが言えることは主要筋肉が回復しておらず、身体として万全ではないということだ。

わたしの退院後の半年を振り返れば、その間に血便があって検査を要したことや、栄養状態があまり良くなく点滴治療したこと、また、排便に伴う慢性的な肛門痛などがあった。仮にそれらを就労状態で抱えていたと考えると、かなり厳しいコンディションのなかで働かなくてはならず、その無理はストレスや体調不良となって合併症を引き起こす原因にもなりかねない。

また体力仕事だと、まだ回復しきれていない段での重量物の持ち運びや激しい運動は、身体がついていかずにケガなどを誘発させる恐れもある。実際わたしも最低一年は強い腹圧をかけないよう医師から注意されており、退院一ヶ月での就労は、不安に感じてしまうのが正直な感想だ。

では、社会復帰するならどれくらいの静養期間がベストなのだろうか。

自分の記録によれば、退院後三ヶ月あたりから排便回数が落ち着き始め、平均して一日七回ほどとなり、体重も五十五キロまで増えて筋肉量も増加してきた。もちろん個人差のあるデータではあるが、静養期間が長いほど万全に回復できることは間違いない。可能であれば、術後三ヶ月は静養することを推奨したい。

○IBDとCBDの相性とは

聞きなじみのない人も多いと思うが、CBDが今注目されている。

CBDとはIBDの誤植ではなく、カンナビジオール（Cannabidiol）の略称で、大麻から抽出される成分の一つとなっている。

大麻と聞いて麻薬を連想する人も多いと思うが、CBDは大麻の違法成分を省いており、日本国でも安全に使用でき、今ではネットを始め、小売り量販店などでも手軽に買える商品となった。

違法とされる大麻自体も、現在では先進国などで医療用として有用だと見直されつつあり、なかでもアメリカでは主要州ですでに解禁されており、全州での合法化も間近だと期待されている。つまり、世界中で取扱いが見直され、薬効に期待の集まる注目の植物なのである。

だが、もちろん日本で大麻自体は違法薬物となっている。大麻取締法で厳しく取り締まられているので入手することはおろか、使用することがないようくれぐれも注意しておきたい。

ではＣＢＤにはどのような薬効があるのだろうか。

ＣＢＤには主に抗炎症作用や鎮静作用などがあり、違法成分となるいわゆるハイになる薬効は含まれていない。摂取方法はさまざまで液体を気化させ吸引する方法やその液体を舌下に落として摂取する方法、あるいはグミなどに成分を染みこませ食す方法など様々である。

わたしは近しい友人に勧められたのがきっかけで使用するようになり、当初は「大麻」という響きに警戒していたものの、調べてみると化粧品や健康食としても幅広くに注目を集めていることが分かった。それでも警戒しながら慎重に使用してみると、心配していた意識変容もなく、ただ気持ちが落ち着くといった鎮静作用を感じたのが最初の感想だった。

では同病にはどのような効果があるのだろうか。

公開されているエビデンスでは、慢性的な疼痛《とうつう》（痛み）や抗炎症作用が認められているので、同病による痛みや、抗炎症作用による症状の抑制に期待ができる。実際にレポートでも同病患者に対して有効だったとの前向きな結果が多く、ＣＢＤがもたらす効果として実感するなかに、炎症性腸疾患が挙げられている。

わたしがとくに実感しているのは不眠に対する効果だ。

先述のとおり、わたしはステロイドの副作用から不眠を患うようになり、断薬したあとも不眠症状が続いていた。それに加え、入院中のトラウマから精神不安を抱えており、それによっても不眠をこじらせていた。そこでCBDを睡眠前に摂取してみると穏やかな鎮静作用が現れ、入眠もスムーズとなり、驚くほど不眠症状が改善される結果となった。使用してから二年ほど経過した現在では、不眠はほぼ解消され、眠剤を使うことがなくなった。

また痛みにも有用であると特筆しておきたい。

大腸を全摘出した人なら共感してもらえるかもしれないが、とにかく排便後はお尻が痛い。排便回数が多くなったこともその原因だが、腸液や水様便でお尻に負担がかかっているのだ。それまでは肛門に薬を入れたり塗ったりしてやり過ごしていたが、CBDを摂取するようになってからは劇的に肛門痛が改善され、外用薬が不要になった。

ちなみに摂取方法によって効果が表れる早さが異なっている。即効性があるのはCBDオイルを気化させて吸引する方法だ。これは電子タバコにイメージが近く、わたしも喫煙者だったのでこの方法を採用している。禁煙することにも役立ち、口寂しくもなく、一石二鳥だった。それに抵抗があれば、原液を舌下に落とす方法やグミなどの食用品(エディブル)も効果的だ。吸引よりも効きは遅めだが、ゆっくりと長く効くことが特徴となっている。

料金は製法によってそれぞれだが、吸引(一日五吸いほど)だと一ヶ月の使用量で七千円ほどかかる。原液だともう少し高いが一ヶ月よりも長く使用でき、食用だと量によってばらつきがある。生活シーンによって使い分けることをおすすめしたい。

だが購入に際しては注意が必要だ。

現在CBD業者は数多くおり、良質なものから粗悪品まで様々なものが流通している。なかにはCBDと謳《うた》っている業者でも脱法商品を取り扱っており、現行法を潜り抜けたいわゆるハイになる成分が入った商品なども流通しているので注意が必要だ。また、小売り量販店などに置かれているCBD商品は一見信頼性が高いが、その実、粗悪品が多く、身体に悪そうなのでおすすめしない。良いものには必ず相場があるので、著しくかけ離れた料金のものには注意してほしい。

CBDについては鋭意研究が進められているが、現在までに危険な副作用は報告されていない。もちろんわたしの解説だけで信用に足るとも考えていないので、この記事を読んで興味があれば、現役のお医者さんが上梓している『お医者さんがする大麻とCBDの話』(止高佑志著、彩図社刊)を参考にしてもらいたい。

近年では、大麻の成分が難治性てんかんに効果があるとして、医療現場で使用できるよう厚生労働省が同取締法を改正する方向性を示していることが記事となった。またそれに関わる治験もすでに始まっている。同病にとっても効果に期待が高く、これからの研究結果に注目していきたい。

○情報との付き合い方

今ではインターネットを見れば、様々な情報に触れることができる時代となった。検索欄に「ＩＢＤ」と打てば、炎症性腸疾患に関わるサポートサイトが閲覧できるし、外科的手術が必要になるのなら「潰瘍性大腸炎大腸全摘出」と打ち込めば、主要病院の手術の流れを解説つきで読むことができる。非常に便利な世の中になった。

わたしも入院中に様々なサイトで知識を蓄え、公開されている論文なども読み込み、色々な事例を知ることができた。二章で記述した術式の選択なども、インターネット情報がなければ知る由もなく、知らなければ流れに任せて選択していた可能性もある。その点、じつに速報性・伝達性の高い、頼りになる情報インフラだ。

一方、書籍でもＩＢＤ関連のものは数多くある。医療書から本書のような実体験本までジャンルは幅広い。とくに島袋全優さんの漫画『腸よ鼻よ』の人気が高く、潰瘍性大腸炎の著者による闘病ギャグエッセイマンガとあって、度々ネットニュースに取り上げられるなど、同病を世間に周知している功労者となっている。これらの書籍はインターネット情報とは異なり、細かな情報を取り上げているので、より自分の知りたい情報を掘り下げることができる信頼性の高い情報ツールとなっている。

つまり、望めば情報は手に入る時代になった。

一昔前ならインターネットもなく、書籍も少なく、ＩＢＤ情報を探そうとしても集約されていない時代があった。そのような時代から闘病されている同病同志の苦労は想像に難くない。また、そのような時代から情報をまとめ、あるいは集団となって情報を発信し、啓蒙活動を行ってきた先人には敬意を表したい。それらがあって今があるからだ。

ただ、ここでは視点を変え、あえて情報過多の危険性について特筆していきたい。

先述のとおり、わたしは大病になってからネット情報を漁り、これから自分が置かれる状況などを先回りして調べていた。それによって選択しなければならない術式や術後の状況などを知ることができ、医師との会話でも理解しながら受け入れることができて大変有意義な情報となった。

しかし同時に情報を得る難しさも痛感することになった。

なぜなら知りたい情報だけに留まれず、関連する情報やその失敗実体験例などに調査の手が及んでしまい、本来必要のない情報まで得てしまっていたからだった。それによって可能性的には極めて低い症例や術後合併症に苦しむ話ばかりに囲まれ、あたかも自分がそうなるのではないかとの恐怖に取り憑かれ、メンタルを崩してしまった時期があった。

それからもネット検索が止められず、それでメンタルを崩していることにも気づけず、ジレンマに陥っているときに近しい友人から知りすぎることの危険性を説かれ、ハッと気がついた。それからは情報に触れる際には飲み込まれないよう細心の注意を払うことにした。

だがそれからもネットニュースを開くと度々闘病記事が掲載されており、ついつい見れば勇気づけられる内容となっているものの、やはり死を意識してしまい気を落としてしまう。なるべく見ないようにしていたが、ネットニュースを開くと闘病記事に囲まれていて、嫌でも目に入ってきてしまう。なぜだか疑問に思い調べてみると、アルゴリズムのせいだった。

アルゴリズムとは本来計算や手順という意味を持つ用語だが、ネット社会ではコンシェルジュのような案内役として認知されている。つまりその案内役は、主人が興味を持ちそうな情報を過去の検索から割り出し、関連記事として主人の目につくよう配置してくれる。分かりやすい例がネット広告だ。ネット検索ページを開くと広告欄が過去に検索した商品などで溢れているのがそうである。

本来は関連性や情報品質が高くなるよう組み込まれているものだが、見方を変えれば、自分の周囲に置かれている情報がそれだけとなり偏向している状態となる。そしてそれらの偏向情報に囲まれているうちに客観性を失い、メンタルを崩してしまうのだ。

そうならないためには冷静な分析と客観性が必要だ。

例えば希少な情報に触れるのなら、どれほどの確率のリスクなのか把握しておく必要があるし、そもそもそれが本当の情報なのか精査する必要もある。とくに匿名性の高いＳＮＳでの情報には注意が必要で、そもそも希少例すぎて参考にならないことも多い。

ズバリ忠告すれば、同病同志の悪例にはあまり触れないほうがいい。とくに回復の見込みのない底に落ちている同志の例は、見ていると感情移入してしまい自分のメンタルを崩す恐れがある。真からの応援や近しい人ならまだしも、野次馬でタイムラインを追うようなことは諸刃の剣になるのだと自戒したほうがいい。ネット情報とはほどよい距離感が重要なのだ。

ネット情報に限らず書籍にも注意が必要だ。

書籍の情報はネット情報と比べ、信頼性が高い。なぜなら筆者のほかに編集者が介在しているからだ。出版社にもよるが、編集者がしっかりと内容を精査し、より信憑性のある作品に仕上げていく「校正」という工程がある。つまり、一つの作品に対して複数の目が入るので、ネット情報と比較して信頼性が高くなるのだ。

だが書籍でも怪しい本が存在しているのが実情だ。書籍では医学書に類する解説本から体験による独自療法まで様々だが、とくに後者の場合には完治すると謳っているものもあり、非科学的で懐疑的な内容が多い。そもそもＩＢＤは完治することがなく、「寛解」と「再燃」を繰り返す病気だ。よって良化した寛解状態が長く続くこともあるが、またいつ牙を向いてくるか分からない病気であり、故に難病指定されている。著しく偏った認識と判断は、わたしのように勝手な断薬に繋がり、最悪のケースに陥ることもある。

情報が溢れている世の中だからこそ、知る側にもある程度の情報リテラシーが求められる時代になった。適度な距離を保ちながらすべてを鵜呑みにすることなく、冷静な判断で情報を活用していくことが肝要なのである。

○病気や自分と向き合う

最終手術から半年後、満を持して仕事に復帰した。

しかし仕事に復帰してみると社会のスピードは思いのほか早く、往復の通勤だけで体力の大半を使い果たしていた。

救いだったのは「多様性」の傘に守られたことだ。会社にＳＤＧｓが浸透していたので、セクシャリティ問題だけでなく、わたしのような大病経験者にも寛容な職場雰囲気が作られており、何とか居場所は確保できた。

それでも復職すると色々な問題が飛び込んできた。その一つが朝の通勤電車だった。

わたしの排便は主に夜間から午前中に集中している。とくに朝の通勤時間に便意が集中し、そのたび電車を降りては混雑しているトイレに並んで用を足していた。片道一時間の通勤電車で多いときには三回も途中下車することがあり、それだけで体力を消耗してしまっていた。大腸炎のときのような切迫便意がないことが救いだったが、今度の身体は排便回数が増えると脱水症状が現れ、だるくなる。それは仕事へのパフォーマンスにも影響していた。

大病前からも電車に乗るとお腹が緩くなる傾向があり、医師からも「過敏性腸症候群」だと診断を受けていた。大腸摘出後もその体質は引き継がれており、このままでは体力が回復するどころか悪化してしまう懸念があった。そこで恐る恐る会社に相談してみると、すでに在宅勤務が推進されていたので、無理に出社しなくていいと、何とか当面の通勤問題はクリアすることができた。

そのお陰で徐々に体力は回復していった。それに伴って業績も上げられるようになった。その分、もっと体力が必要になり、食事量が増え、体重も六十キロに到達した。全盛期の体重が六十四キロだったのであともう少しだと思ったが、大腸全部と小腸の半分以上を無くしたことを考えると、今の六十キロがベスト体重のように思えた。

仕事が軌道に乗ってくると心にもゆとりができ、自分のことを振り返れるようになった。そこではこれから死ぬまで付き合っていく内部障害のことや、そもそもなぜ自分が大病に見舞われたのかなど、ぼんやり考えることが多かった。

そこでふと、「病気の始まり」とはなんだろうと、考え始めるようになった。

体調に異変を感じたら自分ならどうするだろうか。まずは何日か様子を見ながら経過観察するだろう。あるいはネットで症状を調べ、薬局で市販薬を買うなどして、体調の推移を見守るだろう。

しかしその時点では病気だとは言い難い。気のせいであることも多いからだ。様子を見ても症状が治まらない、あるいは悪化している場合には、その時点では何らかの病気が疑われるが、実際に病院を受診して診断してもらわなければ病名はもらえず、治療も始まらない。治療が始まらなければ病気と向き合うことができず、その変調に対して有効なアクションが取りづらい。

つまり病気の始まりとは、生体の悪しき変異の始まりだということは理解しつつ、その本質は、まずは病気だということが医師の診断によって確定し、それを受け入れ向き合い、治療を始めることが「病気の始まり」となるのではないだろうか。

その点、わたしは変調を認めてからも病院を受診するまでの期間が長く、会社の検診で何度も二次検診の通知が届いていたにもかかわらず、それを何年も放置し続けた。今となって振り返れば、発見したときに別の病で手遅れだったたという事態を免れたことは運が良かったと言うほかない。

放置していいと思ってしまった背景には、単に事実を知りたくないという臆病心が多くを占めていたが、一番には自覚症状に乏しかったことが挙げられる。痛みがまったくなかったということではなかったが、それと向き合うことをせず、血便の原因を勝手に痔だろうと推測し、いつまでも病院を受診しなかったことは大きな反省点となった。

身体の異変を察知し、それが長く続くようであれば、まずは（空振りであっても）病院を受診し、病気であれば症状の度合いにかかわらず適切な治療を始めることが重要なのだと、改めて学ぶことになった。

そこで考えてみる。自覚症状の鍵となる「痛み」だが、なぜ自分はその認識が甘かったのだろうか。

国際疼痛学会（ＩＡＳＰ）が定義するところの「痛み」とは、「組織損傷が実際に起こった時、あるいは起こりそうな時に付随する不快な感覚および情動体験、あるいはそれに似た不快な感覚および情動体験」と難解な文章で記されている。にわかに理解しがたい表現だが、それは医療の世界においても然り、「痛み」とは何かと定義することは簡単ではないようだ。

「痛み」というものは一般的に定義しづらく、急性なのか慢性なのかといった〝程度〟では分類しやすいが、そのほかにも分類する方法は数多くあり、さらにそれらの要因が重なり合って出現してくるため、なかなか捉えどころのない現象のようである。

確かに周囲を見れば痛みに強い人もいれば弱い人もいる。身体の部位でも感じる反応は異なり、同じ衝撃を与えても痛みを感じる度合いは違う。

そこでそのことについて調べてみると、「内受容感覚」というものが影響していることが分かった。

内受容感覚とは、体調が良くない、緊張しているなど、体内の生理的感覚を捉える感覚的機能だ。一方で外受容感覚は五感によって外部環境を捉えるシステムとなっている。

この内受容感覚が鋭い人は、身体内のモニタリング能力の高さを意味しており、それによって体内の変調を察知しやすいとある。つまり、内受容感覚が敏感な人は痛みを検知する能力にも長け、それによって早期に受診などの行動に移せば、病気の早期発見も可能となるのだ。

逆にわたしのように痛みに鈍感な人はどうだろうか。分類では内受容感覚が鈍いと言えるのだろう。自分の感覚では外受容感覚は敏感だと自負しているが、内受容を見れば確かに感情も鈍いし、痛みにも鈍感だし、変調に気づきにくい。その感覚が鈍いと思える自覚がいくつもあった。

そこに日本人特有の我慢強さが加われば、大病になるまで分からなかった、という顛末は想像に難くない。かつては我慢強い人が美学とされ、自分の変調に気づかず仕事や生活に傾倒するあまり、病気の発見が遅れて末期だったというドラマシーンは、どこかノスタルジックに頭の片隅に残っているものだ。そして自分にもその要素は大いにあったのだ。

だが先述のように病気を早期に発見することは、圧倒的に内受容感覚が鋭い人が有利に働いていく。痛みや変調を察知し、病気の発見を早めることができれば有効な治療も見つけやすい。痛みを放置すれば取り返しのつかなくなるケースに発展することもあり、その点でも痛みを感じたらすぐに受診することが、早期に病を克服する秘訣となっている。

内受容感覚が鈍感だと自覚する人も改善の余地はある。近年注目されている「マインドフルネス」によって、方法は様々あるが、例えば瞑想によって内なる感覚と向き合い、内蔵のモニタリングトレーニングを意識的、定期的に行うことで、感度を向上させることができる。

いまさら後悔してもわたしの腸は戻ってこない。せめて教訓にするならば、これからの残された人生で同じ過ちを繰り返さないよう、自分を大切にしていくことだ。何より、自分と向き合うことが大切なのだと、心の奥深くに刻み込んだ。

◯正常性バイアスと同調バイアス

自分と向き合う重要性は肝に銘じることができたが、それでも当時に比較的慎重な性格のわたしがなぜ血便や痛みを放置してきてしまったのか、いまだ明確な答えを出せずにいた。

だが心当たりがあるとすれば、「正常性バイアス」が働いていたのではという、一つの仮説によって腑に落とすことができる。

最近よく聞くようになった「バイアス」という言葉は、主に「先入観」や「偏見」という意味を表し、思考のゆがみなどを言い表す場合に多く使われている。とくに最近ではより具体的な意味を持つバイアスという言葉が登場しており、わたしの注目している「正常性バイアス」もそのうちの一つとなっている。

正常性バイアスとは、わたしたちが生きていくなかで受けるさまざまな変化（ストレス）に対し、脳機能が混乱を来たさないよう脳自身を守る本能的心理メカニズムだ。環境の変化は体調や気候、生活など多岐にわたっており、それらを一つひとつ気にしていたら心が病んでしまう。そうならないよう心のバランスを正常に保とうとする機能が正常性バイアスであり、認知バイアスの一つとなっている。

しかしこの機能が悪い方向に働いたらどうなるだろうか。脳がパニックにならないように都合の悪い事実を無視し、過小評価したら、大切な事実まで見落とすことにならないだろうか。

実は甚大な自然災害現場などでこの問題が露呈している。早急に避難しなければならない状況下で、まだ大丈夫、自分は大丈夫などと、正常性バイアスが働いてしまい、逃げ遅れや二次災害が発生する事態を引き起こしているのだ。

その機能が病気に対して作用したらどうなるだろうか。わたしのように重大な判断ミスを犯してしまわないだろうか。新型コロナウイルスを思い出してほしい。発生当初は誰もが警戒心を強く持って行動していたが、次第に慣れてくると軽率な行動が見られるようになり、蔓延する事態を招いたことは記憶に新しい。自分は大丈夫だと根拠のない安心感を持っていたら、それがまさに正常性バイアスの作用である。医師も同様な危惧を提唱しており、症状を見誤らないよう啓発している。

そのほかにも同様なバイアスの一つに「同調バイアス」というものがある。

これも字の如く、周囲の多数意見に自分の意見を同調させる作用のある認知バイアスの一つである。

周囲が同じだからきっとわたしも大丈夫、これくらいの症状なら誰でもいるから平気などと、周囲と同じならば自分も安全だと安心してしまう心理作用である。とくに同調バイアスは日本人に強い傾向があり、和を乱すことを嫌う日本人に合った気質だと考えることができる。

だが正常性バイアスと同じでこちらも悪く作用した場合に重大な判断ミスを誘発する恐れがあるものだ。根拠のない理由で自分を納得させ、最悪、取り返しのつかない結果に繋がっていく。

これらのバイアスによる被害を回避するためには、心理的作用を心得た上で、日頃の心構えをすることが重要だ。重視するのは周囲ではなく自分であり、自分の症状や異変と忠実に向き合い、冷静な判断や行動をすることが肝要だ。

それらを踏まえ、改めて当時のことを考えてみると、初めての入院時に投薬レベルが一気に上がり、急激な不安に襲われていたのだと思う。そして自分を落ち着かせるために正常性バイアスが作用し、自分の都合の良い解釈にすべてを塗り替えてしまったのではないか。それに慎重な性格だから、自分の判断は大丈夫だろうとの慢心もあったに違いない。

いずれにしても独自の判断は危険であると特筆しておきたい。わたしは判断を誤ったことで大病の道を歩むことになった。読者がもし同じ立場にあるのなら、わたしと同じ過ちを犯さないよう注意してもらいたい。

○医師への謝礼は

最後の手術から一年以上経過した今でも地元の市民病院に通っていた。

退院後しばらくは数週間に一回のペースで通院していたが、三ヶ月後には半月に一回となり、一年後には一ヶ月に一回、そして今では三ヶ月に一回のペースとなっている。

もちろん今でもセカンドオピニオンに取り組む意欲はあったが、特段の合併症が見られないことや、通常なら外科から内科に診療が移されるタイミングでと考えていたが、いまだ外科での診療が続いていたためそのまま通院している。しかし病院への不信感は変わらずあり、大病後の問診や検査内容などを考えても、主治医のわたしの病気に対する関与は明らかに消極的だった。

主治医に聞きたいことはたくさんあった。便の形状のこと、目視で血便は確認できないが現在の炎症状況や男性機能のことなど、相談事はたくさんあったが、それを許す雰囲気は残念ながら一切見られなかった。問診すれば予定調和の話を寄越し、質問すれば口早に捌《さば》こうとする。何か心証を悪くしたのだろうかと考えることもあったし、医師へのお礼が足りていなかったのかと疑心暗鬼になることもあった。

当初入院中には、お礼をしたほうが良いのか否か迷っていることがあった。これを記すと昭和的だと思われてしまうかもしれないが、一昔前では手術前などの医師への心付けは当たり前にあり、わたしが大病する一年前にも同僚が癌になって手術する際に医師へ心付けを渡し、またそれを受け取った事実も耳にし、まだ残されている慣習なのだと認識していた。

そこで自分がその立場に置かれたときに迷いに迷い、医師本人に聞くことも憚《はばか》られ、出した結論は、市民病院という公的な施設だったため、収賄として嫌疑をかけられても迷惑になると思い、病院への寄付という形で三万円を納めた。その際にも病院事務や看護師長は感謝してくれたが、主治医の表情は読み取れず、何が正解だったのかはいまだ答えが出ていない問題だった。

ネットで調べてみると、昔ほどではないにしろ、依然医師に心付けを渡す人は多いようだ。

実際、公務員に準ずる医師は収賄となる可能性があるが、私立であれば法的には問題なく、受け取っている事例はたくさんあるようだった。

わたしも断られる前提で主治医に誠意を見せたほうが良かったのか悩んだが、そのうち下らない悩みだと考えることをやめ、それからは開き直ることにしたが、それでも大病という特殊な状況下に置かれた立場として、気も弱くなり、何かに縋る思いで誠意を見せたいと思う人はたくさんいるだろう。

日本医師会が発行している『医師の職業倫理指針［第3版］』によると、「医師は医療行為に対し、定められた以外の報酬を要求してはならない。また、患者から謝礼を受け取ることは、その見返りとして意識的か否かを問わず何らかの医療上の便宜が図られるのではないかという期待を抱かせ、さらにこれが慣習化すれば結果として医療全体に対する国民の信頼を損なうことになるので、医療人として慎むべきである」とある。

一応の警鐘は鳴らしているが、あくまでも「慎むべき」レベルの警鐘である。現実的にブラックジャックがいれば、幾らでも札束が積まれる社会であることは踏まえておきたい。

以上から謝礼を包む文化はまだまだ廃れていないようだ。だからといってそれにより目に見えるあからさまな便宜が図られるとは現代日本医療の倫理観から考えにくい。よって謝礼を考えているのであれば、寄付あるいは研究費とした名目で、負担になりすぎず、自分の気の済むままに包めば良いのではないだろうか。

病院で注意することはほかにもある。

どこまで医療従事者の言葉を信用するかである。おかしな話に聞こえるかもしれないが、現実的に医師によって治療方針も異なるし、処置方法も様々だ。だから近年、ほかの医師の見解も取り入れるセカンドオピニオンが重要視されている。

先述のとおり、わたしも術式の選択時にほかの医師の意見を伺ったし、術後の痛み止めの使い方については看護師によって異なる見解で苦労した経験もある。だから信用する、しないという言葉のチョイスが適切かは別として、患者自身も様々な意見を取り入れながら、医療従事者と接する必要が出てきているのだ。

ちなみに術後硬膜外麻酔の使い方をわたしなりに調べてみたが、ある大学病院の見解では、「十分な投薬で痛みを抑え、早期に歩行開始することで回復が早いことが分かっている」と解説している。

近年の情報の変化は目まぐるしく、過去の常識が今の非常識となっていることもある。一昔前ならお医者様は神様で言うことはすべて正しいとされる時代があったが、現代では患者自身にも一定の情報リテラシーが求められており、必要に応じて意見することも必要なのだと肝に銘じておきたい。

辛辣な内容が続いたが、決して病院批判ではないことを言明しておきたい。

わたしの主治医も口下手であっても最善を尽くしてくれたことには間違いないし、結果的に良好な予後となっているのは少なからず医師のお陰である。また入院・手術の際に手厚いサポートをしてくれた看護師や看護助手には感謝しかなく、コロナ禍も相まって、そのご苦労やホスピタリティーにはこの場を借りて厚く御礼申し上げたい。

ただその上であえて申し上げれば、現代では治療のほかに患者の心のケアも必要だということだ。ましてやコロナ禍となって容易に面会ができなくなった今では、メンタルケアも最重要課題となっている。いくら体調が良くても心を壊してしまっては全体に影響を及ぼすことになるからだ。

すでに都市部の病院では浸透してきた取り組みであるが、まだまだ都市を離れれば、わたしの病院のような旧態依然な体制は多い。妻が都心部の大病院にお世話になった際には、その歴然とした違いを目の当たりにして、驚いていたのが印象的だった。

以上のことから、メンタルケアを重視していることも病院選びをする上で重要である。大病となったときには少なからず気分が落ちている。そのような状態でもしっかりと患者の気持ちや疑問を引き出し、的確なアドバイスや親身な姿勢となってサポートしてくれる病院にお世話になりたいものだ。

妻のコラム⑤

○子供たちへのケア

夫の病状も心配でしたが、同時に子供たちが反抗期に突入していきました。

コロナ禍による緊急事態宣言の発出と外出自粛要請によって夫の勤務形態がリモートワークに切り替わり、子供たちも二ヶ月半休校となって、ほぼ二十四時間、家族が顔を突き合わせる生活となりました。

コロナウイルスという見えない敵に怯えながら、子供たちにも厳しく防疫を指導していました。これによって子供たちのストレスも蓄積され、まだ先だと思っていた反抗期に突入していきました。

彼が入院してからは、顕著に子供たちの態度が変わりました。それまで抑止力となっていた立場の父親を生活から失い、子供たちのコントロールが難しくなっていったのです。何か話せば無視するようにそっぽを向き、言うことを聞かず、娘と掴み合いをしたこともありました。

しかし根気よく子供たちと接していくと、次第に彼らの態度も軟化していきました。夫のいない生活を立て直すため家族会議の場を設け、互いに心配事を吐露したことがきっかけでした。

家族会議の場では多くの発見がありました。息子はまだ低学年で自分の置かれている状況を理解していないようでしたが、娘には不安があるようでした。話を聞くと、お父さんの病気が悪く、これから経済的に困窮し、習い事ができなくなり落ちこぼれてしまうのか心配だったようです。そこで子供たちにも心配をかけていたのだと知ることができました。

それまで子供だからと父親の詳しい病状は話してきませんでしたが、全てを話し、情報共有しました。すると娘にも責任感が芽生えたのか、それまでの態度が一変しました。自分のことを全てやるようになったのです。反抗期まではなくなりませんでしたが、それによって弟にも影響を与え、生活が何とか回るようになりました。


【子供たちに向き合う】

・子供だからと侮らず、適切に情報共有する
・自分も不安だから協力してほしいと正直に話す
・話す機会を多く設け、不安や悩みを引き出す
・楽しいことをみんなで考える

それでも順風満帆とは言えません。反抗期の中で感情の波があり、日によって態度が変わります。子供たちも分かってはいるのでしょうが、お父さんの病気に加えてコロナ禍で色々な制約を強いられ、ストレスを感じていたのでしょう。その矛先は母親の私に向けられました。

しかしここで私が折れてしまえば、また元通りです。そこでみんなで楽しいと思うこと、とくに自宅でできる楽しいことを話し合いました。

それまでおのおの自分の部屋で寝ていましたが、父親が入院してから不安が夜を怖くさせていたようで、みんなで寝たいとの要望がありました。そこでリビングに布団を敷き、三人で川の字になって寝ることにしました。また、料理なども三人で結束して創作し、夜はピクニック気分で過ごすことにしました。これによって全てが解決したわけではありませんでしたが、絆が強まったのは間違いありませんでした。

彼の退院する日が決まって以降、息子は一日に何度も「お父さん、もうすぐ帰ってくるね」と指折り数えながら嬉しそうな様子でした。娘は相変わらず平静を装っていたけれど、「玄関とリビングに飾り付けをして驚かせよう」と提案してくれて、彼女なりに父親のことを心配してくれていたことをしみじみ思いました。

おわりに

○エピローグ――退院から二年が経過して――

最後の手術から二年が経過し、やっと今の時間軸となった。

その間、仕事もとくに休むことなく遂行でき、私生活も安定していた。子供たちも日に日に大きくなり、中学生となった娘には相変わらず透明にされていたが、それでもみなが健やかに過ごせていることが何より幸せだった。

大きな出来事と言えば、妻が手術したことだった。

妻はかねてから尿道狭窄症を患っており、わたしが大病する以前に同じ市民病院で手術していたが、再発したことで再手術を検討していたところ、同じ手術では再発を繰り返すことが分かり、セカンドオピニオンをして他県で手術に取り組むことになった。

その病院とは不思議な出会いで、わたしが最後の手術をして退院してから妻の再発が分かり、調べてみると、現在主流となっている術式では再発を繰り返すことが分かった。

さらに調査を進めていくと、『尿道狭窄症』(堀口明男著、法研)の本にたどり着き、妻に勧めてみると、他県の病院に通うことも難しく、新たな治療に取り組むことにも逡巡していたが、せっかくだからと書籍を取り寄せ拝読したところ、日本では限られた数の医師のみが根治手術の技術を要しており、その数人のなかでも先駆者的な先生の著作であることが判明したのだった。

そこで妻が半信半疑で堀口先生にメールで問い合わせたところ返信があり、とんとん拍子で話が進み、それから数ヶ月後に手術が組まれることになった。

約半月の間、妻が入院で不在だったが、わたしと子供たちで何とか日常を乗り越え、無事に妻の手術も成功し、根治することができた。仮にわたしが大病せずに病気に対する意識が高まっていなければ、堀口先生の本とも出会えなかったし、おそらく妻の病状が劇的に改善することもなかっただろう。

それだけに、妻のセカンドオピニオン（実際はサードオピニオン）はわたしと家族で大病を乗り越えて得た成果であり、病気に対しての意識が高まったことによる発見でもあった。

奇しくもわたしが排便障害で妻が排尿障害ということもあり、妻とは排泄の赤い糸で繋がっていたんだねと笑い話をしたが、振り返ってみると実に不思議な出会いであり、しかし必然的だったと深く心に刻まれる出来事となった。

当のわたしはと言うと、今までに別段の合併症に見舞われることもなく、たまに短腸による栄養失調で点滴治療することはあったが、恐れていた結果になることもなく、平和に過ごせていた。

しかし残存直腸に軽度の炎症が見つかり、再燃していることが分かった。残存直腸の再燃は、全体で見れば希な事例だが、症例ではがん化する可能性は低いとされている。幸いパウチ（回腸嚢）までは炎症が広がっておらず、軽症のようだが、潰瘍性大腸炎の治療がまた始まることになり、改めて根が深い病気だと考えさせられた。

排便回数はやはり、食べ過ぎや不摂生などの生活環境で変わり、一日五回～十回ほどをうろついていた。ガスがうまく出ないと倦怠感で辛い日もあるが、大腸炎の頃の辛さに比べれば、圧倒的に生活の質は高まっていた。身体も食事の節制や筋トレ、ウォーキングなどの運動で完全回復し、最盛期か、それ以上の状態に戻すことができた。

相変わらず男性機能は失っていたが、それと引き換えに得た身体の変化があった。多毛症になったことだ。それまで社会の薄毛警察に怯えながら美容室でこっそり隠すのが常となっていたが、驚くほどに毛量が増え、若い頃にも見られなかった良質な髪質に変化した。色々と症例を調べてみたが、原因は分からない。大腸を摘出したことで潜在的な身体の変化があったのだろうか。

いずれにしても、これからも潰瘍性大腸炎と付き合っていかなければならず、排便障害や短腸障害、合併症などまだまだ気が抜けない。

それでも前に進みながらこの大病の経験を生かし、教訓として戒め、また経験者として同病同志の手助けができれば、意味のある大病であったと将来総括できるだろう。

本書が読者の一助となり、役立てばこの上ない。わたしの失った腸も成仏できるだろう。

我が腸よさらば。あなたの存在はとても大きく、失ってからその重要性に気づきました。今さら後悔しても遅いけど、今後医学が進歩してまた会えるその日まで、しばしのお別れだ。

――了――

【著者略歴】
大井ヨシカズ
作家。活動歴 20 年。
兼業作家のためコソコソと活動しています。
Twitter の民です。よろしければどうぞ。

▲ twitter

腸よさらば

潰瘍性大腸炎の発症から 10 年、大腸摘出して
人工肛門になったけど閉鎖手術を経て
自分の肛門に戻った話

2023 年 8 月 23 日　第一刷

著　者　　大井ヨシカズ

発行人　　山田有司

発行所　　株式会社　彩図社
東京都豊島区南大塚 3-24-4
MTビル　〒 170-0005
TEL:03-5985-8213　FAX03-5985-8224

印刷所　　シナノ印刷株式会社

URL: https://www.saiz.co.jp
https://twitter.com/saiz_sha

ISBN978-4-8013-0675-2 C0095